Hermana Mayor, Pequeño Milagro: Un Viaje Amigable con el Autismo para Dar la Bienvenida a la Nueva Hermana

"Una historia conmovedora para que los niños abracen el cambio, comprendan las emociones y celebren nuevos comienzos"

Tiina Hoddy

Mistletoe Publishing
Redditch, Reino Unido

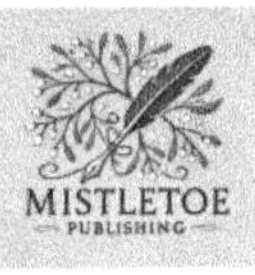

Prólogo:

Como maestra de jardín de infancia, he tenido el privilegio de trabajar con muchos niños autistas y he aprendido a encontrar formas de ayudarlos a navegar el mundo ajetreado y ruidoso que los rodea. He usado tarjetas visuales para guiarlos suavemente de una actividad a la siguiente, ajustado los niveles de ruido siempre que es posible y probado diversas técnicas para crear un ambiente tranquilo y de apoyo. He incorporado estas estrategias en este libro con la esperanza de que resuenen contigo y con los niños a los que lees.

Cada capítulo incluye una ilustración hecha por mí, que puedes copiar para que el niño la mire mientras escucha la historia. También he aumentado el espaciado entre líneas para que el texto sea más fácil de leer. Los capítulos están diseñados para ser independientes, permitiéndote leer uno a la vez si el niño encuentra difícil permanecer sentado por mucho tiempo.

Si disfrutas de este libro o de la serie, te agradecería que dejaras tus comentarios en Amazon, ya que me ayuda a continuar creando recursos útiles para ti. Gracias por tu apoyo y espero que estas historias traigan alegría y comprensión a tu experiencia de lectura.

Los niños autistas pueden tener sensibilidades específicas y pueden encontrar ciertos entornos, actividades o experiencias difíciles. Sin embargo, cada niño es único, y lo que puede ser complicado para un niño, puede ser manejable o incluso agradable para otro. A continuación, algunos factores comunes que pueden representar desafíos para los niños autistas:

1. Sensibilidades sensoriales

Ruido: Los sonidos fuertes, como alarmas, fuegos artificiales o incluso lugares concurridos, pueden ser abrumadores.

Tacto: A algunos les desagradan ciertas texturas o ser tocados inesperadamente.

Iluminación: Las luces brillantes, especialmente las fluorescentes, pueden ser molestas.

Olores y sabores: Los olores fuertes y ciertas texturas de alimentos pueden ser difíciles de tolerar.

2. Cambios en la rutina

Muchos niños autistas prosperan en una rutina predecible. Los cambios repentinos, eventos inesperados o interrupciones pueden causar ansiedad e incomodidad.

3. Interacciones sociales

Interpretar las señales sociales, hacer contacto visual y participar en conversaciones puede ser un reto.

Los entornos grupales o eventos sociales concurridos pueden ser abrumadores, ya que no siempre entienden o se sienten cómodos con las expectativas sociales.

4. Entornos desestructurados o caóticos

Lugares ruidosos, desorganizados o impredecibles (como patios de recreo o eventos concurridos) pueden ser difíciles.

Las actividades estructuradas con expectativas claras y rutinas generalmente son más manejables.

5. Comunicación e instrucciones abstractas

El lenguaje figurativo (como modismos o sarcasmo) e instrucciones complejas pueden ser confusas.

Se benefician de un lenguaje directo, concreto y de instrucciones paso a paso.

6. Experiencias sensoriales impredecibles

Cosas como movimientos repentinos, ruidos inesperados o desorden visual pueden causar una sobrecarga sensorial.

7. Transiciones

Cambiar de una actividad o lugar a otro, especialmente si no está planeado, puede causar estrés.

Los horarios visuales, las cuentas regresivas o actividades de transición pueden ayudar a suavizar este cambio.

8. Regulación emocional

Los niños autistas pueden tener dificultades para comprender y expresar sus emociones, lo que puede llevar a la frustración o a explosiones emocionales.

Apoyar la autorregulación con herramientas como juguetes sensoriales, espacios tranquilos o descansos estructurados puede ser útil.

Estrategias para apoyar a los niños autistas

Establecer rutinas predecibles: La consistencia ayuda a proporcionar una sensación de seguridad y reduce la ansiedad.

Ofrecer comunicación clara: Usa un lenguaje claro, simple y visuales de apoyo.

Crear espacios sensoriales amigables: Tener zonas tranquilas, luces tenues o auriculares con cancelación de ruido disponibles.

Utilizar apoyos visuales: Los horarios visuales, imágenes y símbolos pueden ayudar a comprender rutinas y expectativas.

Fomentar herramientas de autorregulación: Permite el acceso a juguetes sensoriales, descansos o actividades relajantes.

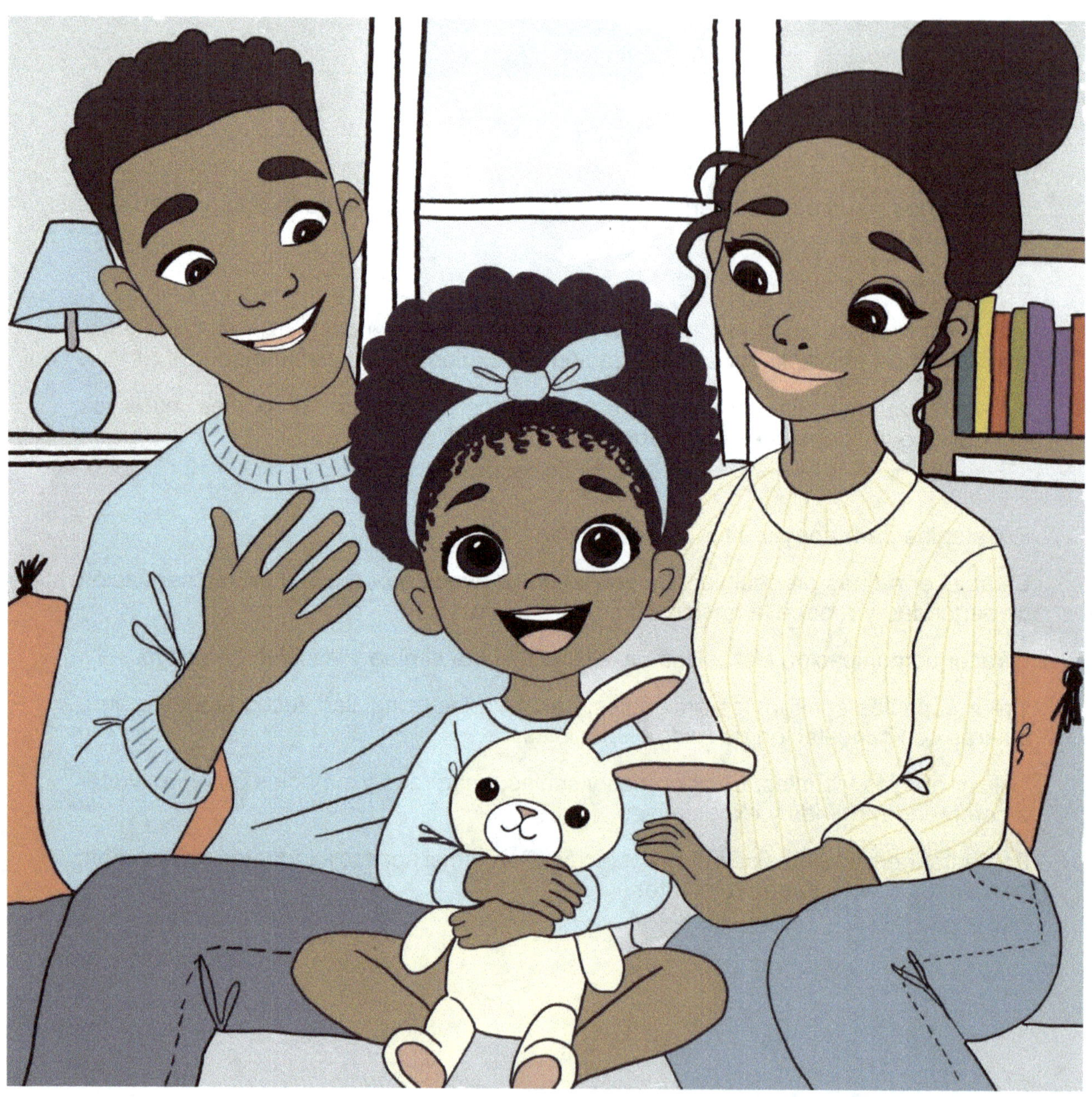

Capítulo 1: La Gran Noticia

A Lily le encantaba su mundo tal y como era. Cada mañana comenzaba igual, con la suave luz del sol asomándose por sus cortinas, su manta azul favorita sobre los hombros y un desayuno tranquilo de tostadas con mermelada junto a su mamá y su papá. Había consuelo en la forma en que cada día se sentía familiar, sin grandes sorpresas ni ruidos fuertes. A Lily le gustaba así.

Una soleada mañana de sábado, algo se sintió diferente. Su mamá y su papá estaban sentados juntos en el sofá, sonriendo un poco más de lo habitual. Lily los observó desde el otro lado de la habitación, aferrando a su conejo de peluche, Max. Notó que su papá daba palmaditas en el asiento a su lado.

"Lily, cariño, ¿podrías venir a sentarte con nosotros?" preguntó su mamá, con una voz suave y amable. Lily se acercó, abrazando a Max un poco más fuerte, y se sentó. Su mamá extendió la mano y le apartó un mechón de cabello detrás de la oreja.

"Tenemos una noticia especial que compartir contigo", comenzó su papá. Lily inclinó la cabeza, curiosa pero cautelosa.

"¡Lily, vas a ser una hermana mayor!" dijo su mamá, su sonrisa haciéndose aún más grande. Lily parpadeó, sin estar segura de lo que eso significaba. Sus padres pudieron ver que estaba un poco confundida.

"¿Una hermana mayor?" repitió, mirando a Max como si él pudiera saber la respuesta.

"Así es", dijo su papá, levantando un libro de la mesa de café. "¿Sabes cómo hay algunas cosas que hacemos todos los días, como cepillarnos los dientes y leer cuentos antes de dormir? Bueno, pronto habrá algo nuevo en nuestra familia. Una nueva personita, un bebé, vendrá a unirse a nosotros."

Lily miró el libro que sostenía su papá. En la portada había una foto de una familia como la suya, con una mamá, un papá y una niña pequeña. Pero también había un pequeño bebé en una cuna, envuelto en una manta acogedora. Lily trazó la imagen con los dedos.

"¿Un bebé?" preguntó lentamente, tratando de imaginar cómo sería.

Su mamá asintió. "Sí, una hermanita. Está creciendo en la barriga de mamá ahora mismo, y pronto estará aquí con nosotros."

Lily miró la barriga de su mamá. No se veía diferente a la de ayer. ¿Cómo podía haber un bebé adentro? Sintió muchas preguntas girando en su mente, como hojas atrapadas en el viento.

"¿Qué hará el bebé?" preguntó Lily, con una voz pequeña.

Sus padres compartieron una risa suave. "Bueno, los bebés son muy pequeños al principio y necesitan mucho amor y cuidado", explicó su mamá. "Cuando tu hermanita llegue, hará cosas como dormir, comer y, a veces, llorar. Necesitará mucha ayuda de nosotros, y ahí es donde entras tú, como su hermana mayor."

Lily pensó en eso. Le gustaban sus rutinas tal y como eran. Le gustaba saber qué esperar cada día. Miró a Max, abrazándolo un poco más fuerte. Max siempre estaba allí para ayudarla cuando se sentía insegura o necesitaba un amigo. ¿Y si el bebé cambiaba las cosas?

Su papá debió adivinar lo que estaba pensando. "No te preocupes, Lily", dijo, poniendo una mano suave en su hombro. "Todavía tendremos nuestro tiempo especial juntos, como siempre. Y Max aún puede ser tu mejor amigo. Tener una hermanita solo significa que habrá aún más amor en nuestra familia."

Lily levantó la vista hacia su papá, con los ojos brillantes de curiosidad. "¿Más amor?" preguntó, inclinando la cabeza. La idea de "más amor" era interesante. ¿Podía el amor crecer como las flores en el jardín de su mamá?

"Así es", respondió su mamá. "Las familias tienen una manera maravillosa de hacer espacio para todos. Piensa en ello como un rompecabezas. Cada pieza encaja, pero el rompecabezas no estaría completo sin cada una de las piezas, incluyéndote a ti, a tu papá, a mí y, pronto, a tu hermanita."

A Lily le gustaban los rompecabezas. Tenían sentido, con cada pieza encontrando su lugar perfecto. Se imaginó a sí misma como una pieza, a su mamá y su papá como otras, y tal vez su hermanita sería otra pieza. Poco a poco, comenzó a entender que tal vez esto no cambiaría todo; solo añadiría una pieza más a su mundo.

Para ayudarla a imaginar cómo sería, su papá abrió el libro y comenzó a leer. Juntos, pasaron cada página, mirando imágenes de familias con nuevos bebés. Había una foto de un bebé sonriendo, otra de un bebé siendo sostenido por una hermana mayor, y una de una familia reunida.

Mientras pasaban las páginas, su papá le explicó cómo podían prepararse para la llegada del bebé. Podían hacer un rincón acogedor en su habitación para que el bebé durmiera, y podían leer libros juntos sobre bebés. Incluso hablaron sobre elegir un regalo especial que Lily pudiera darle a su hermanita cuando llegara.

Mientras su papá leía, la mente de Lily comenzó a llenarse de imágenes de su nueva hermanita. Pensó en la barriga de su mamá, donde su hermana estaba creciendo, y se preguntó cómo sería. ¿Le gustarían los peluches? ¿Le gustaría la música? ¿Querría jugar con ella cuando fuera un poco mayor?

Cuando terminaron la historia, Lily se sintió un poco más valiente y un poco más curiosa sobre lo que estaba por venir. Miró a sus padres, con una pequeña sonrisa asomando en sus labios.

"¿Max puede ser un hermano mayor también?" preguntó, levantando a su conejo.

Sus padres rieron suavemente, asintiendo. "Max definitivamente puede ser un hermano mayor", dijo su mamá. "Puede estar contigo, ayudando a dar la bienvenida a tu hermanita."

Lily abrazó a Max con fuerza, sintiendo una nueva calidez en su interior. Ser una hermana mayor comenzaba a sentirse como algo en lo que podía participar, como una nueva aventura que apenas comenzaba. Y con Max a su lado, sabía que no estaría sola.

Mientras se acurrucaba en el hombro de su papá, Lily sintió algo que no esperaba: emoción. Todavía era un poco aterrador, un poco nuevo, pero tal vez, solo tal vez, este cambio podría traer algo maravilloso a su pequeño mundo. Y tal vez ser una hermana mayor era algo para lo que estaba lista después de todo.

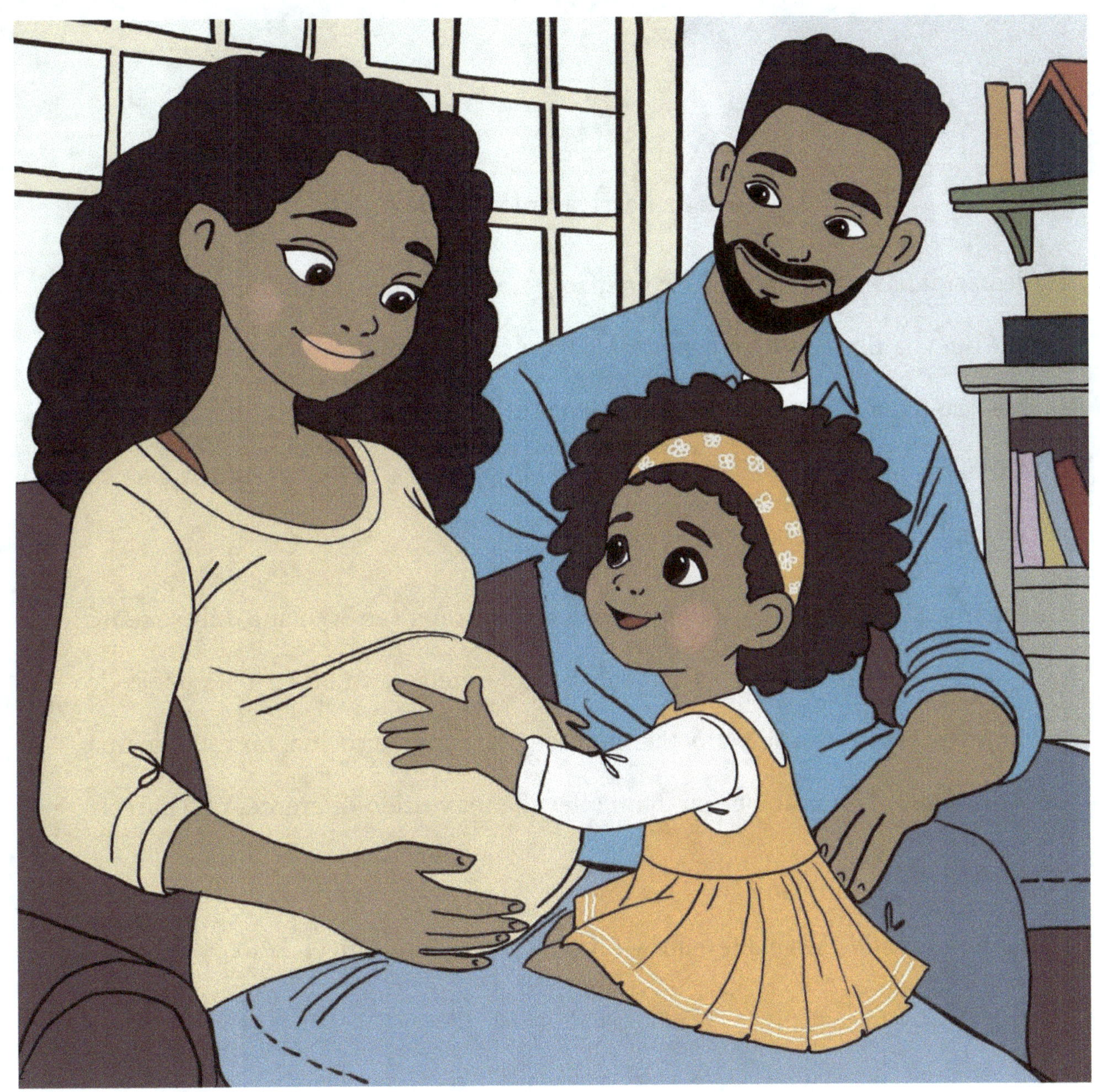

Capítulo 2: La Barriga Creciente de Mamá

En las semanas siguientes, Lily comenzó a notar pequeños cambios en la casa. Había nuevos libros en las estanterías, con imágenes de bebés y familias. Su mamá y su papá a veces se susurraban entre sí, sonriendo de esa manera especial que tenían cuando hablaban del bebé. Lily los observaba y escuchaba, su curiosidad creciendo poco a poco.

Una mañana, mientras los cálidos rayos del sol entraban en la cocina, Lily se sentó en la mesa mordisqueando su tostada con mermelada. Max, su fiel conejo de peluche, estaba junto a su plato. Su mamá se movía por la cocina, tarareando una melodía suave. Lily notó que su mamá llevaba un vestido diferente, que parecía un poco ajustado alrededor de la cintura.

—Mamá, tu vestido se ve diferente —dijo Lily, señalando con el dedo.

Su mamá se detuvo, mirándose a sí misma. —Eres muy observadora, Lily —respondió con una sonrisa amable—. Mi barriga está un poco más grande porque tu hermanita está creciendo dentro.

Lily inclinó la cabeza, con los ojos fijos en la barriga de su mamá. —¿Puedo verla? —preguntó.

Su mamá se acercó y se arrodilló junto a ella. —Puedes tocarla si quieres —ofreció. Lily extendió la mano con cautela, colocando su pequeña mano sobre la barriga de su mamá. Se sentía cálida y suave, como siempre, pero ahora había una ligera redondez que antes no estaba allí.

—¿Ella está ahí? —susurró Lily, con los ojos muy abiertos.

—Sí, está ahí —respondió su mamá—. Está creciendo un poquito cada día.

Lily pensó en esta nueva información. —¿Cómo come? —preguntó—. ¿Tiene hambre?

Su mamá rió suavemente. —Ella recibe toda la comida que necesita de mí —explicó—. Cuando como alimentos saludables, la ayudan a crecer fuerte.

Lily lo consideró. —Entonces, cuando comes zanahorias y manzanas, ¿ella también las come?

—De alguna manera, sí —asintió su mamá.

Lily decidió que quería ayudar. —¿Podemos comer zanahorias en el almuerzo? —sugirió.

El rostro de su mamá se iluminó. —¡Es una idea maravillosa! Estoy segura de que a tu hermanita le gustaría mucho.

Después del desayuno, Lily siguió a su mamá a la sala de estar. Había un libro nuevo en la mesa de café, uno que no había visto antes. La portada mostraba un dibujo colorido de un bebé dentro de la barriga de una mamá, rodeado de estrellas y corazones.

—¿Te gustaría leer este libro juntas? —preguntó su mamá.

Lily asintió con entusiasmo. Se acomodaron en el sofá, Lily se acurrucó junto a su mamá, con Max bien sujeto bajo su brazo.

El libro se llamaba "¿De dónde vienen los bebés?" Estaba lleno de explicaciones sencillas e ilustraciones suaves que mostraban cómo crecen los bebés antes de nacer. A medida que pasaban cada página, la comprensión de Lily se profundizaba.

—Mira aquí —su mamá señaló una imagen de un bebé pequeño acurrucado en un espacio cálido y acogedor—. Así es como se ve tu hermanita en este momento.

—Es tan pequeña —dijo Lily en voz baja—. Como un guisante.

—Sí, ahora es pequeña, pero seguirá creciendo —dijo su mamá—. Y a medida que crezca, mi barriga se hará un poco más grande para hacerle espacio.

Lily trazó con el dedo el contorno del bebé en la imagen. —¿Duerme?

—Sí —respondió su mamá—. Duerme, escucha sonidos y, a veces, incluso se mueve.

Los ojos de Lily se agrandaron. —¿Se mueve?

—Sí —sonrió su mamá—. A veces podrás sentirla patear o moverse.

Lily no estaba segura de cómo se sentía al respecto. —¿Dolerá?

—En absoluto —aseguró su mamá—. Puede que se sienta un poco raro, pero es solo su forma de decir hola.

Siguieron leyendo, y Lily hizo muchas preguntas. —¿Puede oírme? —¿Sabe que estoy aquí? —¿Qué le gusta?

Su mamá respondió cada una con paciencia. —Puede oír los sonidos de afuera, especialmente las voces. Si le hablas, puede que reconozca tu voz cuando nazca.

Lily reflexionó sobre esto. Se inclinó cerca de la barriga de su mamá y susurró: —Hola, hermanita. —Hizo una pausa, luego miró hacia arriba—. ¿Me escuchó?

—Creo que sí —dijo su mamá, dándole un abrazo suave.

Esa tarde, Lily decidió dibujar un dibujo para su hermanita. Reunió sus crayones y papel, extendiéndolos en el suelo de su habitación. Max estaba a su lado, ofreciendo apoyo silencioso. Dibujó a ella misma y a Max, a su mamá y a su papá, y una pequeña figura que imaginaba que era su hermana. Los dibujó a todos tomados de la mano en el jardín, rodeados de flores y mariposas.

Cuando terminó, le mostró el dibujo a su mamá. —Somos nosotros —explicó—. Todos juntos.

Los ojos de su mamá brillaron mientras miraba el dibujo. —Es hermoso, Lily. A tu hermana le encantará.

—¿Podemos ponerlo en su habitación? —preguntó Lily.

—Claro —asintió su mamá—. Pero como todavía estamos preparando su habitación, ¿qué te parece si lo colgamos en la nevera por ahora?

Lily asintió, satisfecha con ese plan. Caminaron hasta la cocina y usaron un imán colorido para exhibir el dibujo en la puerta de la nevera.

En los días siguientes, Lily se encontró observando a su mamá más de cerca. Notó cómo su mamá descansaba más a menudo, a veces colocando una mano sobre su barriga con una expresión serena. Lily se preguntó qué estaría sintiendo su mamá.

Una noche, mientras leían juntas un cuento antes de dormir, Lily reunió el valor para preguntar. —Mamá, ¿estás feliz de que venga el bebé?

Su mamá la miró con ojos llenos de amor. —Estoy muy feliz —respondió—. Pero estoy aún más feliz de que tú vayas a ser su hermana mayor. Ella tendrá mucha suerte de tenerte.

Lily lo pensó. —¿Le gustarán las cosas que a mí me gustan?

—Tal vez —dijo su mamá pensativamente—. Puedes mostrarle tus cosas favoritas, como tus libros, tus juguetes e incluso presentarle a Max.

Lily sonrió al pensar en compartir su mundo con su hermana. Pero luego, una preocupación cruzó por su mente. —¿Todavía tendrás tiempo para leerme cuentos? —preguntó en voz baja.

Su mamá la abrazó. —Siempre —prometió—. Algunas cosas cambiarán un poco, pero las cosas importantes, como nuestro tiempo de cuentos, seguirán igual.

Sintiendo alivio, Lily se acurrucó al lado de su mamá mientras seguían leyendo. Cuando su mamá pasó la página, Lily sintió un movimiento suave contra su brazo.

Se incorporó, sorprendida. —¿Qué fue eso?

Su mamá puso una mano en su barriga. —Creo que tu hermanita está diciendo hola.

Los ojos de Lily se agrandaron. —¿Puedo sentirlo?

Su mamá guió la mano de Lily a su barriga. Esperaron en silencio por un momento. Luego, muy suavemente, Lily sintió un pequeño golpe contra su palma.

Su rostro se iluminó de asombro. —¡La sentí!

—Debe estar emocionada por conocerte —dijo su mamá en voz baja.

Una mezcla de emociones giró dentro de Lily: asombro, curiosidad y un toque de emoción. El bebé era real, y estaba allí, conectándose con ella de una manera especial.

Esa noche, mientras Lily se acostaba en la cama, pensó en su hermanita. Se preguntó cómo sería tener a alguien nuevo en la familia, alguien que tal vez compartiera su amor por los cuentos y los momentos tranquilos. Abrazó a Max con fuerza.

—Max, vamos a ser hermanos mayores —susurró—. Cuidaremos bien de ella.

Cerró los ojos, imaginando las aventuras que podrían tener juntas. Tal vez explorarían el jardín, buscarían formas en las nubes o construirían fuertes con mantas. Las posibilidades parecían infinitas.

Mientras se quedaba dormida, Lily sintió una sensación de calma. El cambio seguía siendo un poco aterrador, pero con cada día que pasaba, encontraba nuevas razones para esperar la llegada de su hermana. Y con su mamá y su papá a su lado, sabía que podría manejar lo que viniera.

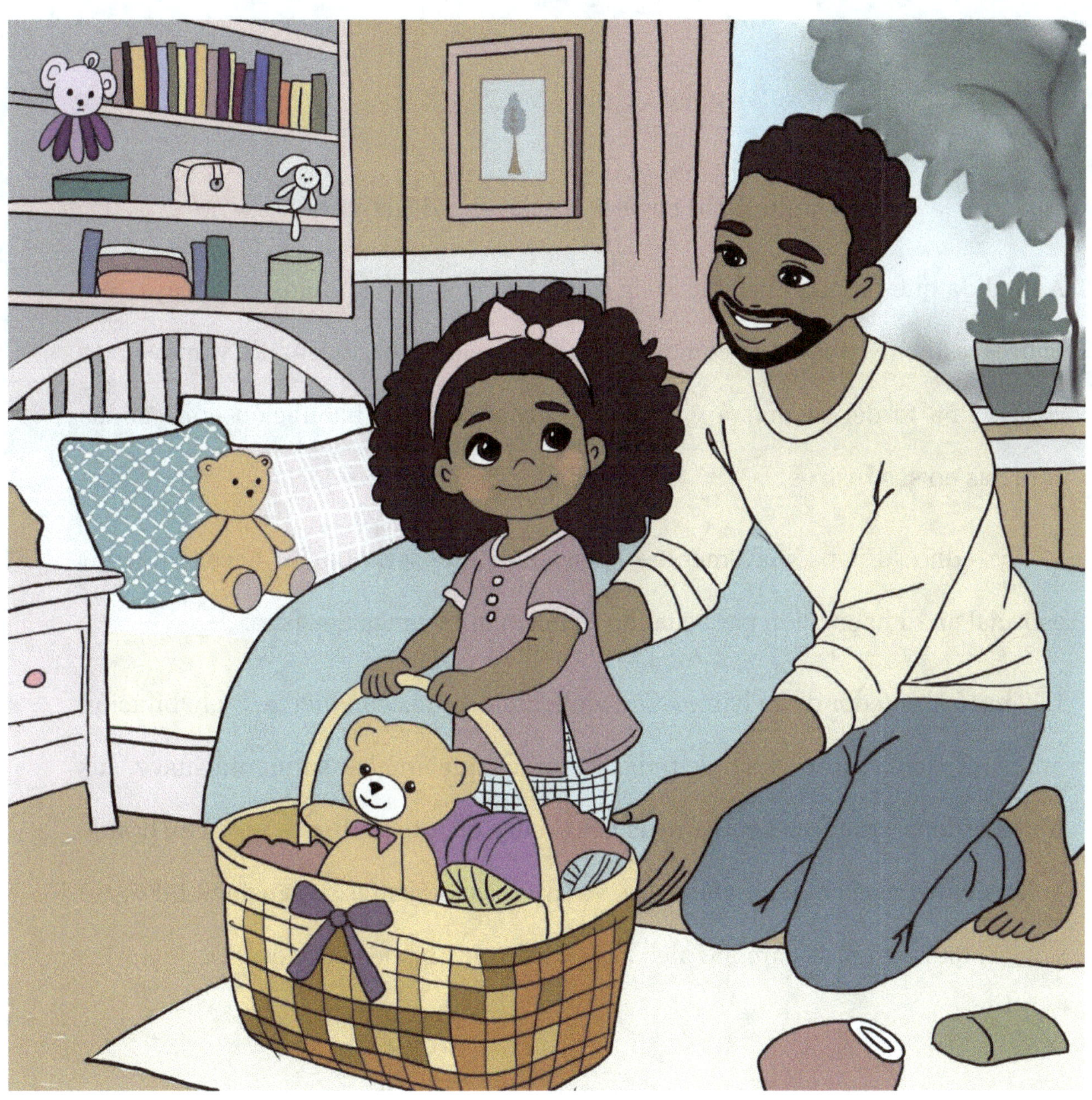

Capítulo 3: Un Lugar Especial en Mi Habitación

A medida que pasaban los días, Lily notaba más y más cambios en la casa. Sus padres estaban ocupados con pequeños proyectos, organizando y moviendo cosas. Una tarde, su mamá y su papá entraron en su habitación con cálidas sonrisas en sus rostros.

—Lily —dijo su papá suavemente—, pensamos que sería bonito hacer un lugar especial en tu habitación para cuando tu hermanita venga de visita.

Lily miró alrededor de su habitación, abrazando a Max con fuerza. Su habitación era su espacio seguro, lleno de todas las cosas que amaba: su manta suave, sus libros ordenados en la esquina y sus materiales de arte junto a la ventana, donde la luz del sol hacía que los colores se vieran más brillantes. Le gustaba tal como era, así que la idea de cambiar algo la hacía sentir un poco nerviosa.

Su mamá pareció entenderlo. —No moveremos nada que no quieras mover —le aseguró—. Podemos hacer solo un espacio pequeño, tal vez con un cojín suave y una canastita para sus juguetes. Se sentirá acogedor allí, y podrás compartir tu espacio especial con ella cuando esté lista.

Lily lo pensó, sus dedos jugueteando con la suave oreja de Max. Le gustaba la idea de que su hermana tuviera un lugar cerca de ella. Se imaginó a su hermana acostada en un cojín, extendiendo las manos diminutas, tal vez incluso mirando a Max.

—¿Podemos hacerlo muy suave? —preguntó Lily.

Su papá asintió. —Claro. Podemos elegir las cosas más suaves, como tu manta.

—¿Y tranquilo? —añadió Lily. No estaba segura de si a los bebés les gustaba el silencio, pero para ella era importante.

—Definitivamente tranquilo —coincidió su mamá—. Lo mantendremos en paz, tal como te gusta.

Con un poco más de confianza, Lily decidió que estaba lista para empezar. Su mamá sacó un cojín suave de colores pastel y lo colocó en un rincón acogedor junto a su estantería, donde la luz del sol era suave y cálida. Su papá añadió una canasta pequeña y redonda llena de algunos juguetes suaves: un osito, una mantita pequeña y un sonajero colorido.

—¿Te gustaría elegir un juguete especial para la canasta? —preguntó su mamá—. Algo que ella pueda ver cuando venga a tu habitación.

Lily lo pensó y luego caminó hacia su estantería. Eligió un conejito pequeño y esponjoso, similar a Max pero más pequeño, un conejito que había amado cuando era más pequeña. Lo colocó con cuidado en la canasta, imaginando los pequeños dedos de su hermanita alcanzándolo algún día.

Cuando todo estuvo en su lugar, Lily dio un paso atrás, observando el nuevo rincón en su habitación. Era diferente, pero seguía sintiéndose acogedor. Podía imaginar a su hermana acostada allí, mirando con ojos grandes, rodeada de colores suaves y sonidos tranquilos.

Su papá se sentó a su lado. —Lily, creo que este es un espacio muy especial que has creado. Tu hermana se sentirá muy bienvenida aquí gracias a ti.

Lily sintió un cálido resplandor en su pecho. —¿Crees que le gustará?

Su mamá se arrodilló a su lado, dándole un abrazo suave. —Creo que le encantará. Los bebés se sienten seguros y felices cuando están cerca de personas que los aman, y tú ya estás creando un espacio lleno de amor.

Mientras estaban sentados juntos, la mamá de Lily le entregó un librito con fotos de bebés descansando en sus cunas y rincones acogedores. Miraron cada imagen juntas, notando cómo cada bebé parecía pacífico y contento. La mamá de Lily le explicó cómo los bebés, especialmente los recién nacidos, a menudo se sienten seguros en espacios pequeños y suaves.

—Por eso hicimos un rincón en tu habitación —dijo su mamá—. Es como un pequeño nido, un lugar donde ella puede sentirse segura y cerca de ti.

Lily trazó con el dedo la imagen de un bebé. Empezaba a entender que tener a su hermana cerca no significaba que su espacio sería completamente diferente;

significaba que compartiría una parte de su mundo de una manera que se sintiera tranquila y segura.

A medida que avanzaba la tarde, añadieron algunos toques finales. Lily eligió uno de sus libros favoritos para poner en la canasta, un libro ilustrado sobre un conejo y un pato que se hicieron amigos. Pensó que a su hermana podrían gustarle los colores brillantes y la historia suave algún día. Su mamá sonrió mientras Lily colocaba cuidadosamente el libro en la canasta, sabiendo que era una elección especial.

Para completar el espacio, su papá colocó una pequeña luz nocturna al lado de la canasta. Emitía un resplandor suave y cálido, creando una atmósfera acogedora. A Lily le gustó cómo la luz hacía que su habitación se sintiera cálida y tranquila. Era una adición nueva, pero no se sentía demasiado diferente; de hecho, se sentía un poco más mágica.

Cuando se acercaba la noche, todos se pararon para mirar el rincón especial que habían creado juntos. Era simple y pacífico, con la cantidad justa de suavidad y calidez para que se sintiera acogedor. Lily sintió una sensación de orgullo. Este espacio era parte de su habitación, pero también era un lugar para su hermana, un pequeño rincón del mundo que podrían compartir.

Antes de acostarse, su mamá sacó una pequeña manta colorida con estrellas y lunas bordadas. —Pensé que esta podría ser la manta de tu hermana para cuando te visite aquí —dijo suavemente su mamá—. ¿Te gustaría guardarla en la canasta?

Lily extendió la mano, sintiendo la suave tela entre sus dedos. Era delicada, como su manta azul favorita, pero especial a su manera. La colocó con cuidado en la canasta, acomodándola junto al conejito y el libro ilustrado.

Esa noche, mientras se acostaba, Lily miró el nuevo rincón. La luz nocturna proyectaba un resplandor cálido sobre el cojín y la canasta, creando un espacio acogedor que se sentía tanto nuevo como familiar. Se imaginó a su hermana acostada allí algún día, alcanzando con las manos, tal vez incluso sonriéndole.

Mientras se quedaba dormida, Lily susurró a Max: —Nuestra habitación es un poco diferente, pero sigue siendo nuestra. Y ahora, también está lista para ella.

Con Max a su lado, Lily sintió una sensación de calma, sabiendo que su espacio había crecido para hacerle lugar a alguien especial. Y en sus sueños, se vio a sí misma compartiendo historias, colores y momentos tranquilos con su hermana en ese mismo rincón, un comienzo pacífico para el vínculo que compartirían.

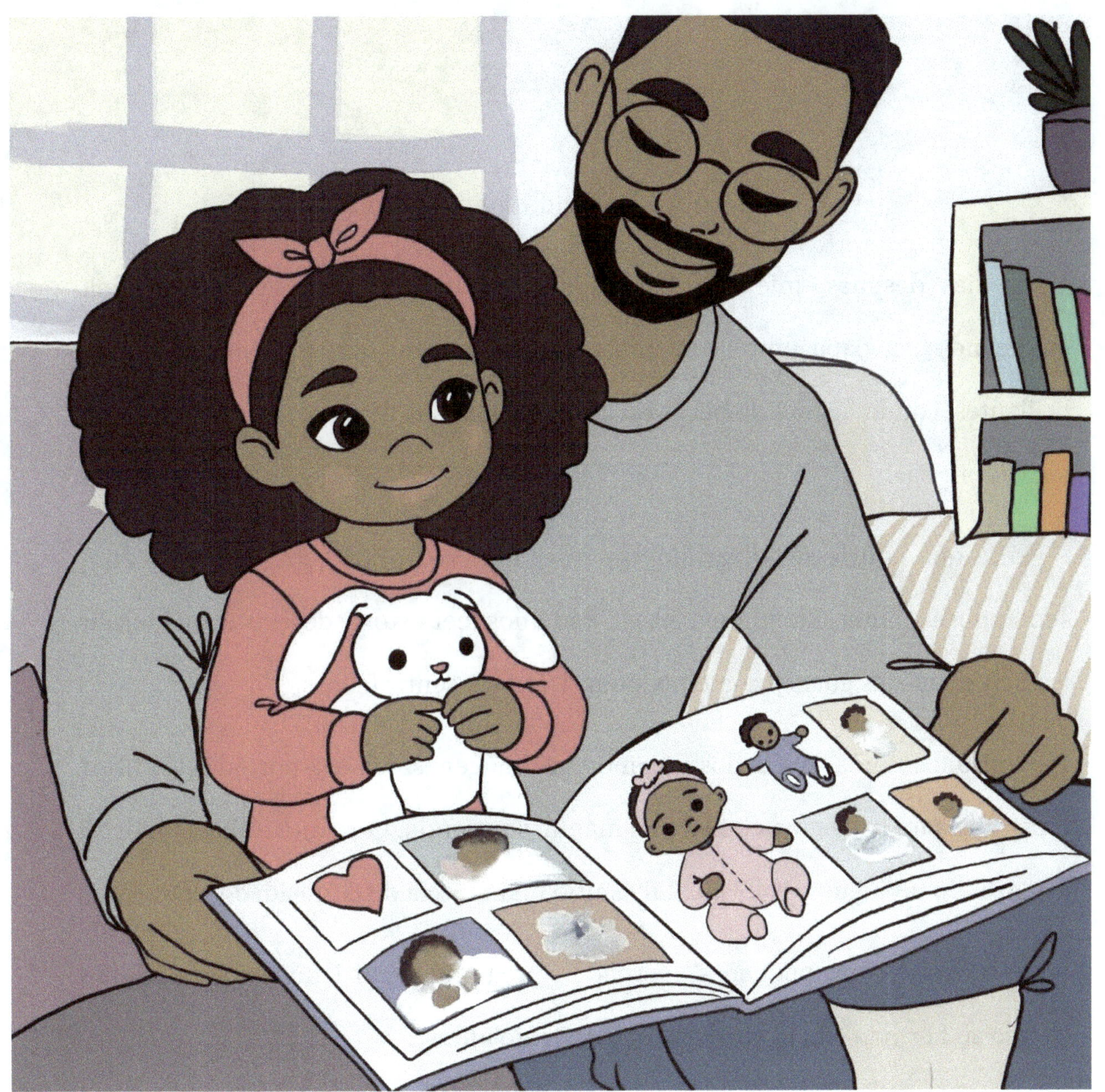

Capítulo 4: Aprendiendo sobre los Bebés

Unos días después, mientras Lily estaba sentada en la mesa de la cocina coloreando, su papá entró con una pequeña pila de libros. Eran de colores brillantes, con imágenes de bebés en las portadas. Los dejó frente a Lily con una suave sonrisa.

—Pensé que podría ser divertido aprender más sobre los bebés juntos —dijo, sentándose en una silla junto a ella—. Podemos leer estos y descubrir qué hacen los bebés, qué les gusta y cómo podemos hacerlos sentir felices.

Lily miró los libros, sus dedos trazando las imágenes de cada portada. Un libro mostraba a un bebé envuelto en una manta, sonriendo. Otro mostraba a un bebé alcanzando un juguete colorido. Lily sintió una mezcla de curiosidad y emoción.

—Los bebés son muy pequeños, ¿verdad? —preguntó, recordando lo pequeña que se veía su hermana en el libro que habían leído antes.

Su papá asintió. —Sí, son muy pequeños y delicados. Al principio, tu hermanita necesitará mucho sueño, y será más feliz cuando esté cerca de personas que la quieren, como tú.

Los ojos de Lily se agrandaron. —¿Como yo?

Su papá sonrió. —Sí, los bebés se sienten seguros cuando están cerca de personas que conocen. Y como tú serás su hermana mayor, se sentirá segura cuando estés cerca. Esa es una de las cosas especiales de ser hermana mayor.

Abrieron el primer libro juntos, titulado "El Día del Bebé". Las páginas estaban llenas de imágenes de un bebé pasando por su rutina diaria: durmiendo en su cuna, bebiendo de un biberón, escuchando a sus padres cantarle y jugando con juguetes suaves. Lily señaló cada imagen, estudiándola con atención.

—¿Qué está haciendo aquí? —preguntó Lily, señalando una imagen del bebé acostado de espaldas, pateando sus pequeños pies en el aire.

—Eso se llama "tiempo boca abajo" —explicó su papá—. Los bebés necesitan practicar moviendo sus músculos, así que a veces se acuestan boca abajo o de espaldas y se mueven. Eso los ayuda a fortalecerse.

Lily se rió al pensar en su hermanita moviéndose así. —¿Hará tiempo boca abajo en mi habitación?

—Podría —respondió su papá—. Y si quieres, puedes ayudarnos vigilándola o trayéndole juguetes. A los bebés les encantan los sonidos suaves y los toques delicados, así que incluso podrías cantarle si quieres.

Lily miró a Max, preguntándose si a su hermana le gustaría su suave pelaje y su cara amable. Tal vez algún día, su hermana tendría un juguete favorito como Max.

Pasaron la página, y el papá de Lily señaló una imagen del bebé extendiendo la mano hacia un móvil colorido que colgaba sobre su cuna.

—A los bebés les gusta mirar cosas que se mueven —explicó su papá—. Cuando tu hermana esté despierta, podría disfrutar mirando cosas que giran o se balancean, como este móvil.

A Lily le gustó esa idea. —¿Podemos hacer uno para ella? —preguntó.

Los ojos de su papá se iluminaron. —Es una gran idea, Lily. Podemos hacer un móvil con formas coloridas y colgarlo sobre su rincón acogedor en tu habitación. Así, tendrá algo especial que mirar cuando venga.

Lily sintió una sensación de orgullo, sabiendo que podía ayudar a hacer algo para su hermana. —¿Podemos hacerlo con estrellas? —preguntó, pensando en la luz nocturna junto a la almohada de su hermana.

—Absolutamente —respondió su papá—. Usaremos colores suaves y formas delicadas, y tú puedes ayudar a elegir los colores.

Emocionada, continuaron con el libro. Cada página mostraba algo nuevo que les gustaba a los bebés: mantas suaves, música tranquila, personas sonriendo y hablándoles. Lily notó que cada imagen mostraba al bebé rodeado de familia, luciendo seguro y feliz.

—Los bebés necesitan mucho amor, ¿verdad? —preguntó, mirando a su papá.

Él asintió. —Sí, lo necesitan. ¿Y sabes qué? El amor es algo que podemos seguir compartiendo más y más. Cuando tu hermana llegue, tendremos aún más amor para compartir entre nosotros.

A Lily le gustó la idea de que el amor creciera, como las flores en el jardín de su mamá. Imaginó a su familia como un jardín, cada persona una flor, y su hermana sería un nuevo pequeño brote creciendo en su círculo.

Su papá tomó el siguiente libro, "Qué Les Gusta a los Bebés", y lo abrió en una página con juguetes coloridos esparcidos en el suelo. Cada juguete tenía una textura diferente: algunos eran suaves, otros hacían sonidos crujientes y otros eran lisos y frescos al tacto.

—A los bebés les gusta explorar con las manos y la boca —explicó su papá—. Tocan y prueban las cosas para aprender sobre el mundo. Cuando tu hermana sea lo suficientemente grande, comenzará a explorar sus juguetes así también.

Lily observó mientras su papá trazaba las imágenes. —¿A los bebés les gusta la música? —preguntó, recordando las suaves nanas que su mamá a veces cantaba.

—Sí, les gusta —respondió su papá—. La música suave los ayuda a sentirse tranquilos. Podríamos poner algunas nanas cuando esté en tu habitación, y tal vez tú puedas ayudar a elegir las canciones.

Lily pensó en las canciones que le gustaban, melodías suaves que la hacían sentir en paz. Imaginó compartir esas canciones con su hermana, sabiendo que ambas podrían disfrutar los mismos sonidos juntas.

Al terminar de leer, su papá le entregó un pequeño cuaderno. Era un libro sencillo hecho a mano con páginas en blanco en su interior.

—Pensé que te gustaría hacer tu propio libro de bebé —dijo, sonriendo—. Puedes dibujar, escribir cosas que quieras compartir con tu hermana y llevar un registro de lo que aprendes sobre los bebés. Será un libro solo para ti y para ella.

El rostro de Lily se iluminó de emoción. —¡Puedo dibujarle todas mis cosas favoritas!

—Eso suena perfecto —respondió su papá—. Y tal vez un día, cuando sea mayor, puedas mostrárselo. Sabrá que pensabas en ella incluso antes de que naciera.

Lily sintió un cálido resplandor interior, sabiendo que podía hacer algo especial para su hermana. Abrió el cuaderno y comenzó a dibujar de inmediato. Su primer dibujo fue una imagen de su habitación con el rincón acogedor de su hermana: la almohada, la canasta y el conejito que había elegido. Se dibujó a sí misma, con Max, de pie cerca y sonriendo.

Mientras dibujaba, su mamá entró en la habitación con una suave sonrisa. —¿En qué estás trabajando, Lily?

—En un libro de bebé —dijo Lily con orgullo—. Es para mi hermana. Estoy dibujando su habitación y todas las cosas que compartiremos.

Su mamá miró por encima de su hombro, admirando el dibujo. —Es hermoso, Lily. Tu hermana tiene mucha suerte de tener una hermana mayor tan considerada.

Lily sonrió con orgullo. —Quiero que sepa todo sobre mí, para que sepa que es bienvenida aquí.

Sus padres la abrazaron, compartiendo su emoción. —Lo sabrá, Lily. Se sentirá segura y feliz gracias a ti.

Cuando la noche se asentó, Lily sintió una calma satisfactoria. Estaba aprendiendo mucho sobre su hermana, y cada nuevo hecho la hacía sentir más conectada. Los bebés eran pequeños, delicados y necesitaban amor, igual que ella. Y pronto, tendría una hermanita con la que compartir todas estas cosas.

Esa noche, se quedó dormida con Max a su lado y un nuevo dibujo en su libro de bebé. En sus sueños, se vio mostrándole a su hermana el jardín, las estrellas y todas las cosas suaves y tranquilas que disfrutarían juntas. Por primera vez, se sintió lista para esta nueva aventura, lista para ser la mejor hermana mayor que pudiera ser.

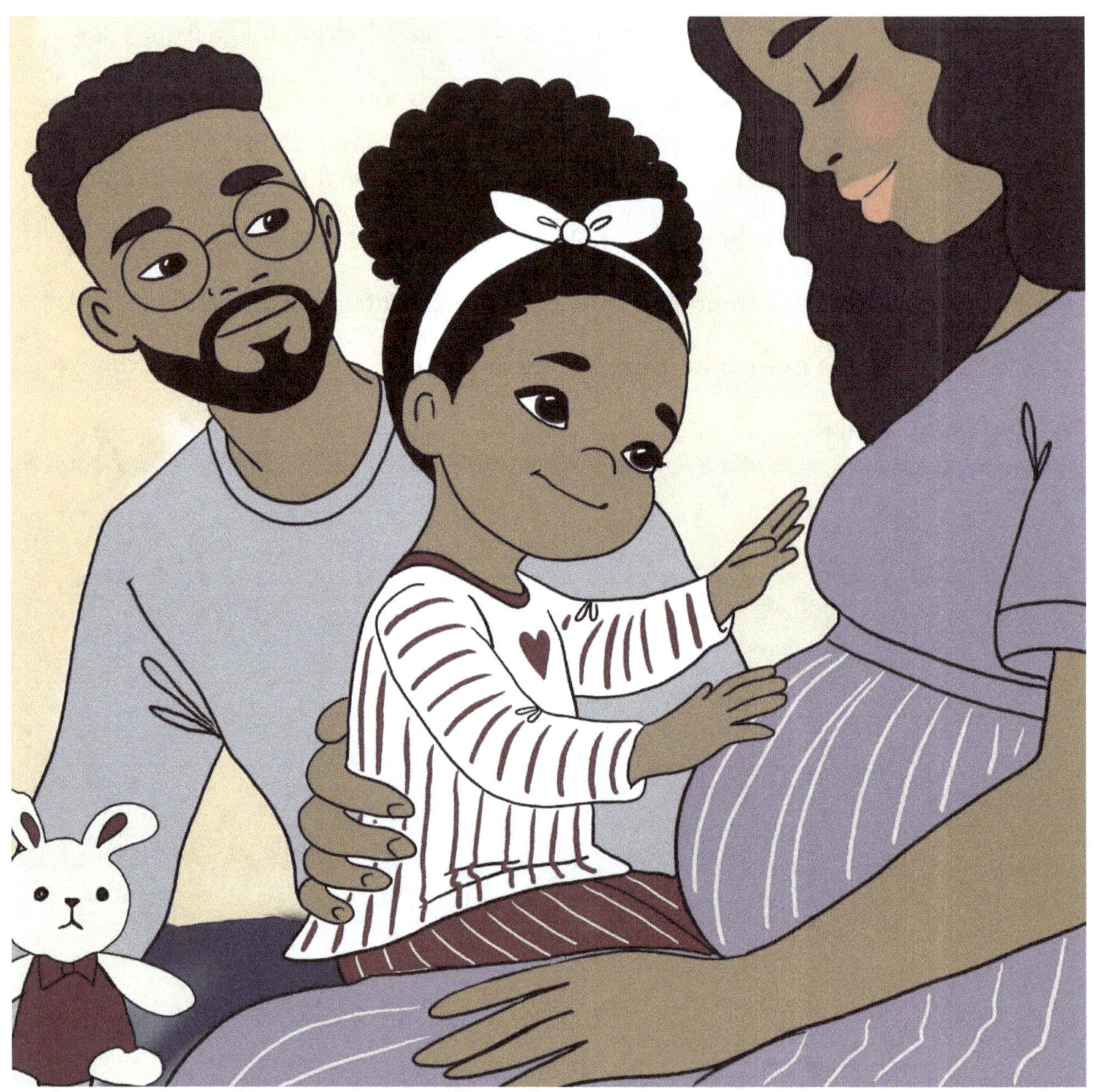

Capítulo 5: Sintiendo las Pataditas

Era una tarde tranquila, y Lily estaba acurrucada en su lugar favorito en el sofá, leyendo un libro sobre animales con Max a su lado. Su mamá se acercó, sonriendo, y se sentó junto a ella, colocando una mano suave sobre su barriga.

—Lily —dijo su mamá con ternura—, ¿quieres probar algo nuevo?

Lily levantó la vista de su libro, curiosa. No siempre estaba segura de las cosas nuevas, pero la forma suave en que su mamá lo decía la hacía sentir segura. —¿Qué es? —preguntó, abrazando a Max más fuerte.

Su mamá le dio una sonrisa tranquilizadora. —Tu hermana ha estado moviéndose mucho hoy, dándome pequeñas pataditas. ¿Te gustaría sentir una?

Los ojos de Lily se agrandaron. Recordaba haber leído sobre cómo los bebés pueden moverse antes de nacer, pero no había imaginado que podría sentir a su hermana desde afuera. Era emocionante y un poco extraño.

—¿Dolerá? —preguntó, con voz suave.

Su mamá negó con la cabeza. —Para nada. Es una sensación suave, como un pequeño golpecito. Puedes poner tu mano en mi barriga, y esperamos juntas.

Lily dudó, mirando a Max. —¿Será ruidoso?

Su mamá rió suavemente. —No, no hará ningún sonido. Es muy silencioso, solo un pequeño movimiento.

Lily respiró hondo, reuniendo valor. Lentamente, extendió la mano y la colocó sobre la barriga de su mamá. Se sentía cálida y suave, igual que cuando la había tocado antes. Se sentaron en silencio, la mano de su mamá descansando suavemente sobre la de ella, esperando.

Por un momento, no pasó nada. Lily miró a su mamá, quien le dio un leve asentimiento, recordándole que fuera paciente.

Entonces, de repente, Lily lo sintió: un pequeño, suave golpecito justo debajo de su mano. Sus ojos se abrieron de par en par y soltó un suspiro. —¡La sentí! ¡Ella está realmente ahí!

Su mamá sonrió, sus ojos llenos de calidez. —Sí, está realmente ahí. Te está diciendo hola a su manera especial.

El corazón de Lily se llenó de asombro. No se había dado cuenta de que su hermana podía estar tan cerca, que podía sentirla a través de la barriga de su mamá. La pequeña patada hizo que su hermana se sintiera más real que nunca, como una pequeña amiga acercándose a ella.

—¿Puedo sentirla otra vez? —preguntó con entusiasmo, manteniendo la mano en su lugar.

Su mamá asintió, y esperaron juntas, respirando suavemente. Después de unos momentos, Lily sintió otro suave golpecito, como si su hermana estuviera tocando su mano desde adentro. No pudo evitar sonreír.

—¡Realmente se está moviendo! —dijo Lily, su voz llena de emoción.

Su mamá rió suavemente. —Sí, lo está. A veces se mueve mucho y otras veces está muy quieta. Pero cada vez que da una patadita, es su manera de decir que está creciendo y preparándose para conocerte.

Lily miró a Max, que parecía tan curioso como ella. —¿Crees que puede sentirme a mí también?

—Tal vez —respondió su mamá—. Puede que sienta cuando estás cerca. Los bebés pueden sentir el amor que los rodea y reconocen las voces de las personas que los cuidan. Creo que reconocerá tu voz cuando nazca.

Lily sintió un cosquilleo de emoción. —¿Puedo hablarle?

—Claro —dijo su mamá, animándola.

Lily se inclinó cerca de la barriga de su mamá, aún sosteniendo a Max para apoyarse. Pensó cuidadosamente en lo que quería decir. —Hola, hermanita —susurró con voz suave—. Soy Lily. Soy tu hermana mayor, y este es Max. Te estamos esperando.

Hizo una pausa, sintiendo una ola de emoción. Era extraño y maravilloso hablar con alguien que aún no había conocido, pero de alguna manera se sentía bien.

Después de un momento, sintió otro suave golpecito bajo su mano. Su hermana estaba allí, escuchando, tal vez incluso respondiendo a su manera diminuta.

Su papá entró en la habitación y las vio sentadas juntas, con las manos en la barriga de su mamá. —¿Qué está pasando aquí? —preguntó, sonriendo.

—Lily sintió la patadita de su hermana —explicó su mamá, radiante de orgullo.

Lily levantó la vista, sus ojos brillando. —¡Pateó, papá! Está realmente ahí, y se está moviendo.

Su papá se arrodilló junto a ellas, colocando su mano sobre la de Lily. —Eso es increíble, Lily. Es como si te estuviera enviando un pequeño mensaje, diciéndote que no puede esperar a conocerte.

Lily sintió un cálido resplandor extenderse por su pecho. Las pequeñas pataditas de su hermana eran como recordatorios de que ya era parte de su familia, aunque aún no había llegado. Cada patadita se sentía como un "hola" silencioso, una promesa de todas las cosas que compartirían algún día.

A medida que avanzaba la tarde, Lily mantuvo su mano en la barriga de su mamá, disfrutando de la conexión tranquila que sentía con su hermana. Imaginó todas las cosas que harían juntas: jugar en el jardín, mirar las estrellas y compartir cuentos antes de dormir. Por primera vez, sintió que su hermana realmente era parte de su mundo.

Más tarde esa noche, mientras se preparaba para dormir, su mamá vino a arroparla. —Estoy muy orgullosa de ti, Lily —dijo, acomodando las sábanas a su alrededor—. Ya eres una hermana mayor maravillosa.

Lily sonrió, sintiéndose orgullosa. —No puedo esperar para mostrarle todas mis cosas favoritas. Y creo que también le gusta Max.

Su mamá rió. —Estoy segura de que sí. Se sentirá segura y feliz contigo y Max cuidándola.

Cuando su mamá apagó la luz, Lily se quedó en el suave resplandor de su luz nocturna, con la mente llena de pensamientos sobre su hermana. Extendió la mano, dando a Max un suave apretón.

—Max, realmente vamos a ser hermanos mayores —susurró—. Ella es pequeña ahora, pero pronto estará aquí, y tendremos mucho que compartir.

Con una sonrisa tranquila, Lily cerró los ojos, quedándose dormida con el pensamiento reconfortante de las pequeñas pataditas de su hermana, recordándole que el amor estaba creciendo, un pequeño golpecito a la vez.

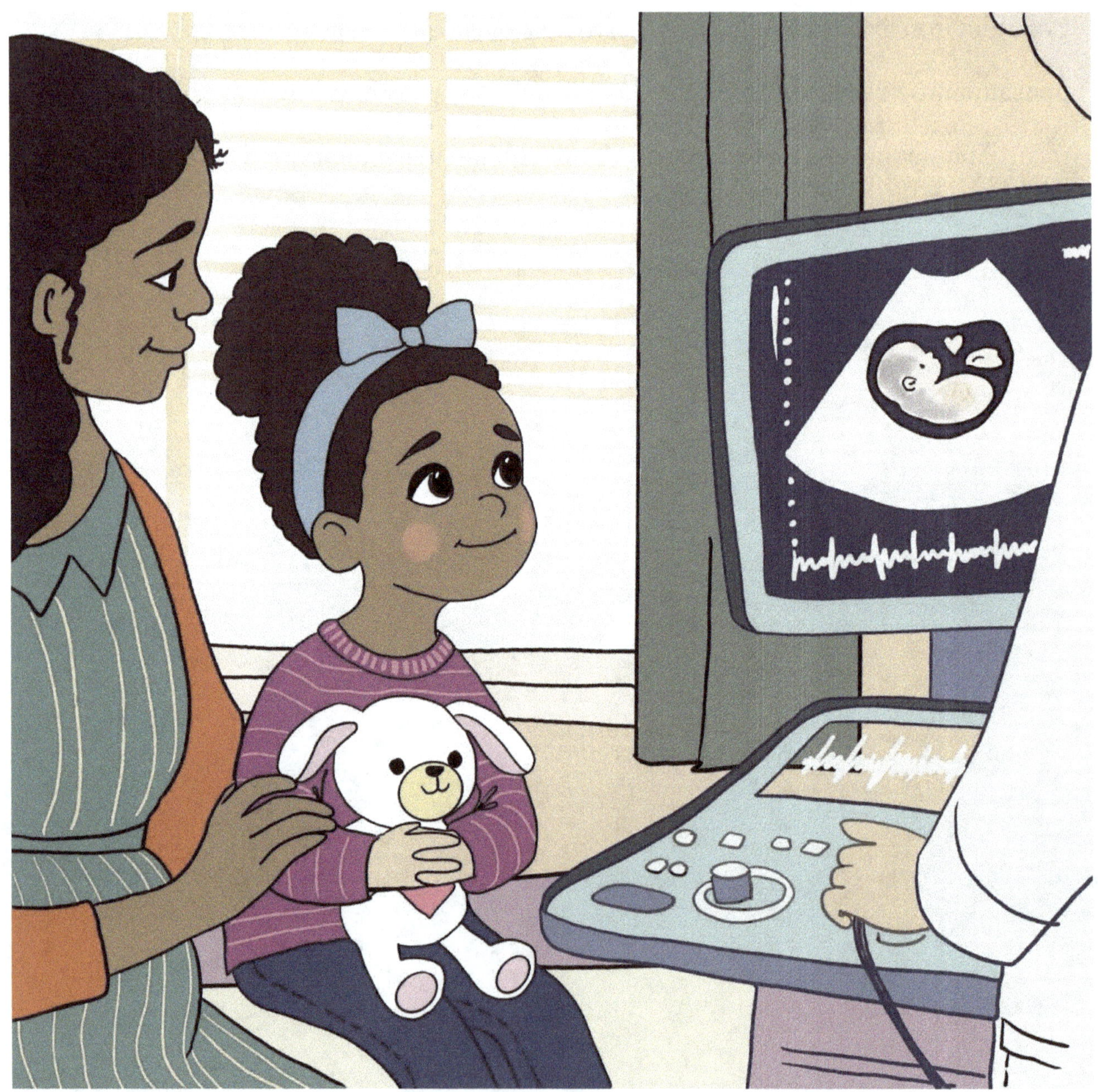

Capítulo 6: Una Visita al Médico

Una mañana, mientras Lily desayunaba con Max a su lado, su mamá entró en la cocina con una cálida sonrisa. —Lily, tengo una sorpresa especial para ti hoy —dijo suavemente.

Lily levantó la vista, curiosa. Le encantaban las sorpresas, siempre y cuando no fueran demasiado ruidosas ni repentinas. —¿Qué es?

—Hoy vas a venir conmigo al consultorio del médico para revisar a tu hermanita —explicó su mamá, sentándose a su lado—. El médico nos ayudará a ver cómo está creciendo, y puede que incluso escuches su latido del corazón.

Los ojos de Lily se agrandaron de emoción y un poco de nerviosismo. Nunca había ido a una de las citas de su mamá, y la idea de escuchar el latido del corazón de su hermana le parecía emocionante y un poco extraña.

—¿Será ruidoso? —preguntó, con voz suave.

Su mamá sonrió, entendiendo su preocupación. —Es un sonido suave, como un tambor suave. Puede parecer algo nuevo, pero estaré contigo todo el tiempo.

Eso hizo que Lily se sintiera mejor. Miró a Max, que parecía listo para la aventura también. —¿Puede venir Max?

—Claro —dijo su mamá, riendo—. Max puede ayudarnos en nuestra visita especial.

Más tarde esa mañana, llegaron al consultorio del médico. Era un espacio tranquilo y limpio, lleno de colores suaves y luces tenues. Lily agarró a Max con fuerza mientras entraban, observando el nuevo entorno. Había otras personas en la sala de espera, algunas con barrigas grandes como la de su mamá, otras con bebés pequeños en brazos. Lily miró alrededor, sintiendo una mezcla de emoción y curiosidad.

La enfermera en el mostrador las saludó con una cálida sonrisa. —¡Hola, Lily! He oído mucho sobre ti. Hoy es un día especial porque vas a escuchar el latido del corazón de tu hermanita.

Lily esbozó una pequeña sonrisa, sintiéndose un poco más valiente. Sosteniendo a Max cerca, siguió a su mamá a una sala con una cama suave y una máquina grande al lado.

—Esta es la máquina de ultrasonido —explicó su mamá—. Ayuda al médico a ver dentro de mi barriga para revisar a tu hermana.

Lily miró la máquina, intrigada. No estaba segura de cómo funcionaba, pero confiaba en su mamá. Pronto, el médico entró, una mujer amable con voz suave y ojos cálidos.

—Hola, Lily —la saludó el médico—. ¿Estás emocionada por ver a tu hermana hoy?

Lily asintió, abrazando a Max con fuerza. El médico comenzó explicando lo que iba a hacer, mostrándole a Lily el gel especial que pondría en la barriga de su mamá y el pequeño dispositivo que los ayudaría a escuchar el latido del corazón.

—Puede sentirse un poco frío al principio —le explicó el médico a su mamá—, pero se calentará rápidamente.

Lily observó mientras el médico aplicaba una pequeña cantidad de gel transparente en la barriga de su mamá. Su mamá no se inmutó, así que Lily supuso que no estaba tan frío. Luego, el médico movió un pequeño dispositivo redondo sobre el gel, presionando suavemente. Lily se inclinó hacia adelante, con los ojos muy abiertos, escuchando atentamente.

Al principio, solo hubo un zumbido suave. Pero luego, de repente, un ritmo constante y suave llenó la habitación: pum-pum, pum-pum, pum-pum.

Los ojos de Lily se agrandaron aún más. —¿Es... ella?

Su mamá asintió, sonriendo. —Sí, Lily. Ese es el latido del corazón de tu hermana.

Lily sintió un calor en el pecho. El sonido era suave pero fuerte, como un pequeño tambor tocando solo para ella. Le recordaba al suave latido que a veces sentía cuando abrazaba a Max. Su hermana estaba ahí, dentro de la barriga de su mamá, viva y creciendo.

—Es como música —susurró Lily, maravillada.

Su mamá extendió la mano y le apretó la mano. —Sí, lo es. Es su propia canción especial.

El médico sonrió, mirando a Lily. —Tienes razón, Lily. El latido del corazón es como la primera canción del bebé. Es un sonido hermoso porque significa que está sana y feliz.

Mientras escuchaban, Lily cerró los ojos por un momento, dejando que el ritmo se impregnara en ella. Imaginó a su hermana flotando dentro de la barriga de su mamá, sintiéndose segura y amada. Pensó en todas las cosas que quería decirle cuando finalmente llegara, en todos los momentos tranquilos que compartirían.

Después de unos minutos, el médico terminó, limpiando el gel y mostrándole a Lily algunas imágenes en la pantalla. —Mira aquí —dijo, señalando una pequeña forma que parecía un frijol diminuto—. Esta es tu hermana.

Lily se inclinó más, examinando la pantalla con fascinación. Su hermana era tan pequeña, pero estaba allí, acurrucada como un pequeño tesoro.

—Es hermosa —dijo Lily en voz baja, con un tono lleno de asombro.

Su mamá sonrió ampliamente. —Sí lo es, ¿verdad? Y pronto estará aquí con nosotros, compartiendo todo el amor que sentimos ahora.

Cuando salieron del consultorio del médico, Lily sostuvo a Max cerca, con el corazón lleno de una nueva sensación de conexión con su hermana. Escuchar su latido del corazón había hecho que todo se sintiera real. Todavía podía escucharlo en su mente, ese suave pum-pum que prometía un vínculo que compartirían para siempre.

De camino a casa, Lily pensó en cómo podría mantener ese sonido especial con ella. Era como un recuerdo que quería conservar, un recordatorio de la presencia de su hermana, aunque aún no hubiera llegado.

Cuando llegaron a casa, Lily fue a su habitación y abrió su libro de bebé. Dibujó cuidadosamente un pequeño corazón, agregando líneas alrededor para mostrar que latía. Lo etiquetó como "La Canción de Mi Hermana", sabiendo que era algo que siempre recordaría.

Esa noche, mientras su mamá la arropaba, Lily levantó la vista con una pregunta. —¿Podré escuchar su latido otra vez?

Su mamá le acarició suavemente el cabello. —Sí, cariño. Cada vez que sientas tu propio latido o le des un gran abrazo a Max, puedes recordarla a ella también. Y cuando nazca, podrás escucharlo cada vez que la tengas cerca.

Lily abrazó a Max con fuerza, sintiendo su propio corazón latiendo en ritmo. Era como un pequeño secreto que compartía con su hermana, uno que las acompañaría en todos los días por venir.

Mientras cerraba los ojos, Lily se sintió en paz, sabiendo que su hermana estaba con ella de más de una manera. Y con Max en sus brazos, se quedó dormida con el recuerdo de ese suave pum-pum, una promesa del amor y la conexión que pronto compartirían.

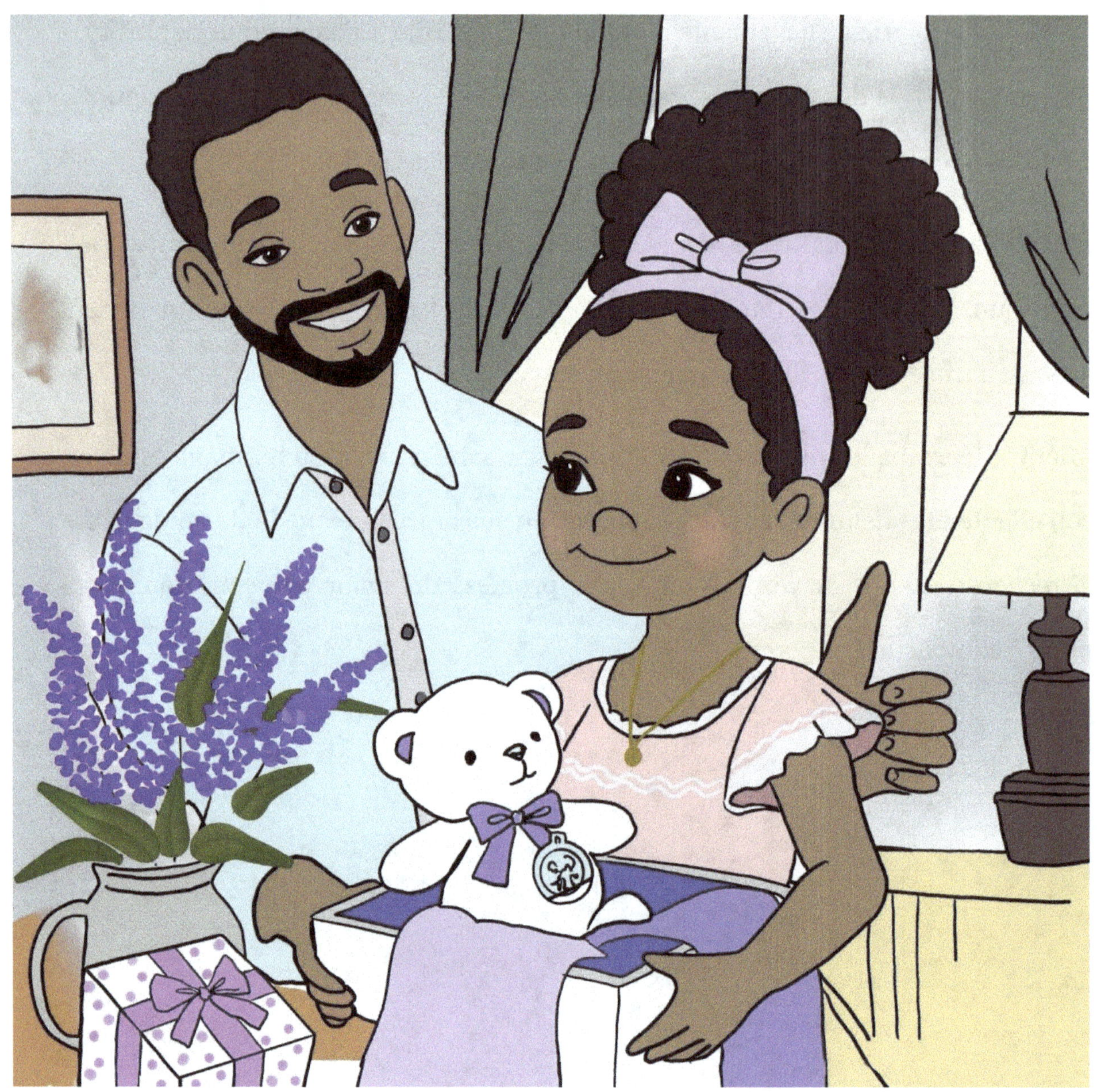

Una mañana de sábado, mientras Lily terminaba su desayuno, su mamá y su papá compartieron una mirada especial. Lily lo notó de inmediato; tenían esa sonrisa que usaban cuando había algo emocionante que contar. Inclinó la cabeza, curiosa.

—Lily, hoy tenemos una pequeña sorpresa para ti —dijo su mamá, con los ojos brillando.

Lily miró de su mamá a su papá, abrazando a Max más fuerte. —¿Qué tipo de sorpresa?

Su papá sacó una pequeña bolsa de regalo colorida de detrás de su silla. Estaba decorada con estrellas y flores, y en el frente había un gran corazón con las palabras "Hermana Mayor" escritas en letras brillantes. Los ojos de Lily se iluminaron y no pudo evitar sonreír.

—Esto es para ti —dijo su papá, entregándole la bolsa—. Es para celebrar que te vas a convertir en hermana mayor. Queríamos darte algunas cosas que son solo para ti, para recordarte lo especial que eres.

Lily tomó la bolsa con cuidado, su corazón latiendo de emoción. La abrió despacio, saboreando el momento, con Max mirando a su lado. Dentro, encontró tres pequeños regalos, cada uno envuelto en papel suave. Sacó el primero, desenvolviéndolo con cuidado.

Era una manta suave y acogedora, justo de su tamaño. La manta era de un hermoso tono lavanda, con pequeñas estrellas plateadas esparcidas por ella. La abrazó, sintiendo la suave tela contra su mejilla.

—Esta es para que la uses cuando te acurruques con Max o pases tiempo con tu hermana —explicó su mamá—. Es un recordatorio de que eres una parte especial de su vida.

Lily abrazó la manta, sintiendo su calidez. Le encantaba la idea de tener su propia manta especial, una que pudiera usar cuando quisiera sentirse tranquila y segura.

—Gracias —dijo suavemente, sintiendo una sensación de orgullo.

Metió la mano en la bolsa para sacar el segundo regalo, desenvolviéndolo con dedos ansiosos. Este era un oso de peluche suave con un pequeño corazón cosido en el pecho. La cara del oso era amable y amistosa, con ojos dulces que parecían decir: "Estoy aquí para ti".

—Este es para ti, Lily —dijo su papá—. Es tu propio amigo para que esté a tu lado mientras te conviertes en hermana mayor. Pensamos que podrías ponerle un nombre, y él será parte de la familia, igual que Max.

Lily abrazó al oso, sintiendo su suave pelaje contra la piel. Pensó por un momento, mirando su cara amable. —Lo llamaré Estrella —decidió, pensando en las estrellas de su manta.

Sus padres sonrieron, claramente complacidos. —Estrella es un nombre perfecto —dijo su mamá—. Estará contigo en cada paso del camino, igual que Max.

Finalmente, Lily metió la mano en la bolsa para sacar el último regalo. Este era pequeño y redondo, envuelto en un paño suave. Lo desenvolvió con cuidado, revelando un brillante medallón en forma de corazón en una delicada cadena de plata. Por dentro, había espacio para dos pequeñas fotos.

—Este medallón es para que guardes una foto especial de nosotras juntas —dijo su papá—. Un lado es para una foto tuya con tu hermana cuando llegue, y el otro es para cualquier foto que quieras. Es un pequeño recordatorio de que ambas son parte de nuestra familia, lado a lado.

Lily sostuvo el medallón con cuidado, sintiendo su peso en la mano. Le encantaba la idea de llevar algo tan precioso cerca de su corazón. Se imaginó usándolo cada vez que necesitara un recordatorio de su familia, especialmente cuando su hermana fuera demasiado pequeña para estar con ella todo el tiempo.

Su mamá la ayudó a ponerse el medallón, abrochándolo con suavidad alrededor de su cuello. Lily sintió un cálido resplandor interior mientras el medallón se asentaba contra su pecho. Era como una promesa, un símbolo del amor que compartía con su hermana.

—Gracias —susurró, mirando a su mamá y a su papá—. Me encanta todo.

Su papá la abrazó con ternura. —De nada, Lily. Vas a ser una hermana mayor increíble, y queríamos que supieras lo orgullosos que estamos de ti.

A medida que avanzaba el día, Lily llevó sus nuevos regalos a todas partes. Se envolvió en su manta lavanda, dejando que la suavidad la calmara mientras leía su libro favorito. Estrella se sentó a su lado, y lo abrazó, imaginando todas las aventuras que tendrían juntos. Y de vez en cuando, tocaba el medallón en su cuello, sintiendo el metal fresco contra su piel, sabiendo que tenía un lugar especial para su hermana.

Esa tarde, sus padres imprimieron una pequeña foto de Lily con Max para poner en el medallón. Su mamá la ayudó a guardarla dentro y prometieron añadir una foto de ella con su hermana cuando llegara. Lily sintió un cosquilleo de emoción, imaginando la carita de su hermana junto a la suya, guardada dentro del medallón en forma de corazón.

Antes de dormir, su mamá vino a sentarse con ella, envolviéndola en la nueva manta. —¿Te gustan tus regalos de hermana mayor? —preguntó suavemente.

Lily asintió, con los ojos brillando. —Me encantan. Me hacen sentir que estoy lista.

Su mamá sonrió, apartándole un mechón de cabello de la cara. —Estás más que lista, Lily. Tu hermana tiene mucha suerte de tenerte.

Mientras su mamá la arropaba, Lily sostuvo a Estrella en un brazo y a Max en el otro, sintiéndose rodeada de calidez y amor. Miró su medallón, sabiendo que era un recordatorio del amor de su familia, incluso cuando las cosas se sintieran nuevas o diferentes.

Antes de cerrar los ojos, susurró suavemente a Max y Estrella. —Vamos a ser los mejores hermanos mayores. Y cuando ella venga, sabrá cuánto la queremos.

Con una sonrisa tranquila, Lily se quedó dormida, sabiendo que sus regalos eran más que simples objetos: eran símbolos de su amor, su preparación y su camino para convertirse en la mejor hermana mayor que podía ser.

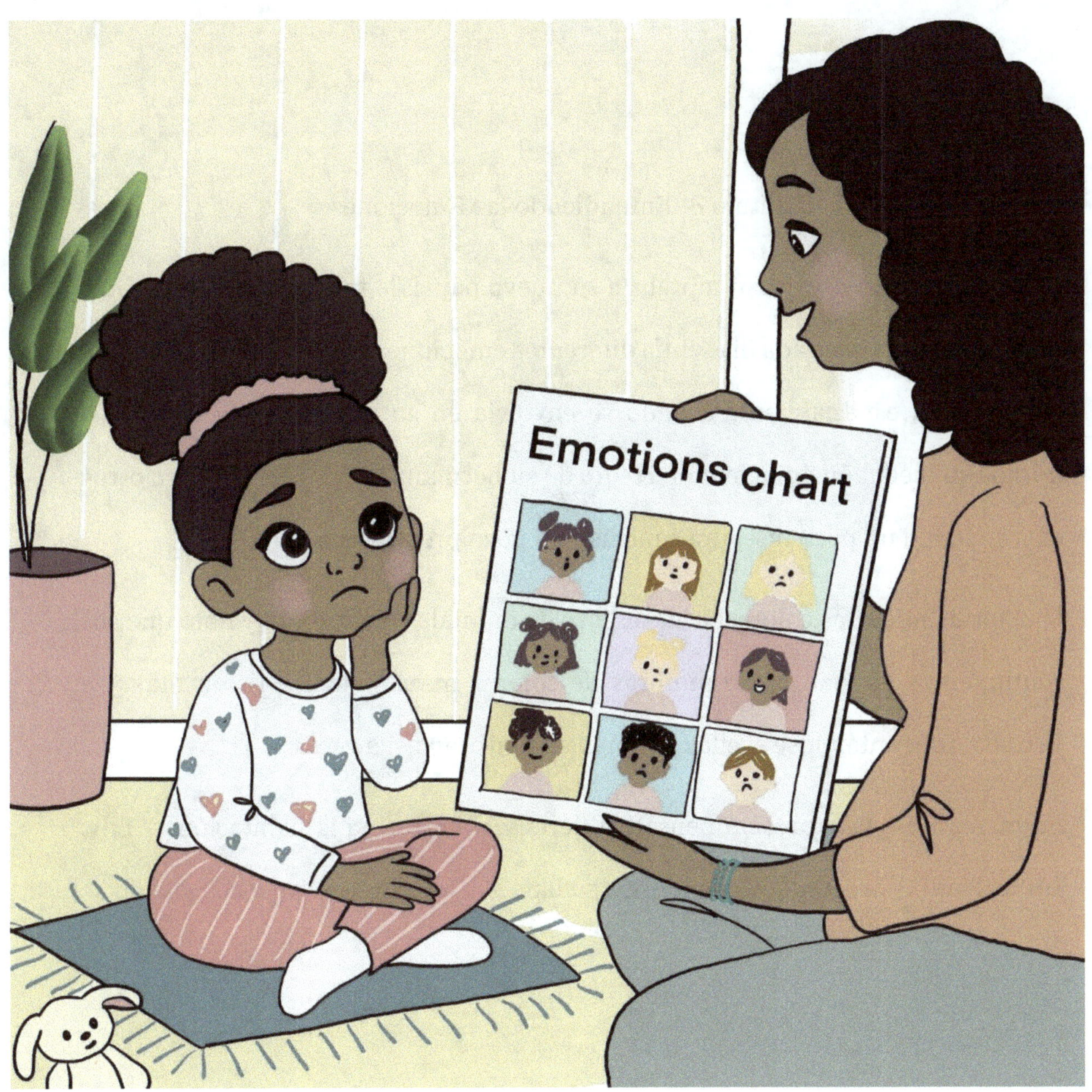

Emotions chart

Capítulo 8: Entendiendo las Emociones

A medida que Lily se acostumbraba a su nuevo papel de futura hermana mayor, se dio cuenta de que cada día sentía diferentes emociones. Algunos días se llenaba de emoción, especialmente cuando se envolvía en su nueva manta lavanda o miraba su medallón, imaginando la foto de su hermana en su interior. Pero otros días se sentía un poco insegura e incluso un poco preocupada.

Una tarde, mientras coloreaba en su libro de animales favorito, Lily notó que sus sentimientos giraban como pinturas de colores mezclándose. Miró a Max y a Estrella, preguntándose si ellos también se sentirían así a veces.

Su mamá notó la expresión pensativa de Lily al entrar en la habitación. —Lily, ¿estás bien? —preguntó, sentándose a su lado—. Hoy pareces un poco callada.

Lily levantó la vista, sintiendo una mezcla de alivio y duda. No estaba segura de cómo explicar los sentimientos que tenía por dentro. —Creo que siento... muchas cosas diferentes —dijo suavemente.

Su mamá asintió, comprendiéndolo. —Eso tiene sentido, cariño. Convertirse en hermana mayor es un gran cambio, y es normal sentir muchas emociones diferentes al respecto.

Lily se sintió un poco mejor al saber que su mamá la entendía. —¿Está bien si me siento feliz y nerviosa al mismo tiempo?

—Por supuesto —respondió su mamá con una sonrisa—. No hay sentimientos "incorrectos". Todas tus emociones son importantes, y está bien sentir más de una cosa a la vez.

Lily miró su libro para colorear, pensando con cuidado. —A veces me siento emocionada, como cuando escucho su latido del corazón o siento sus pataditas. Pero a veces... me siento un poco asustada. ¿Y si no sé cómo ser una buena hermana mayor?

Su mamá fue a la estantería y regresó con un pequeño cartel con diferentes caritas: feliz, triste, emocionada, tranquila, preocupada y otras. —Este es un cartel de emociones —explicó su mamá—. Nos puede ayudar a hablar sobre nuestros sentimientos, especialmente cuando son un poco confusos.

Lily estudió el cartel, reconociendo algunas de las caritas. —¿Puedo usarlo para mostrar cómo me siento?

—Claro —dijo su mamá con ternura—. ¿Qué caritas crees que sientes hoy?

Lily señaló primero la carita de "emocionada". —Me siento emocionada porque pronto estará aquí y quiero mostrarle todas mis cosas favoritas. —Hizo una pausa, mirando la carita de "preocupada" a continuación—. Pero también estoy preocupada... ¿y si no le gusto?

Los ojos de su mamá se suavizaron. —Lily, sé que puede dar un poco de miedo pensar en grandes cambios. Pero te prometo que tu hermana te va a querer. Los bebés sienten el amor que los rodea, y tú ya le estás mostrando mucha amabilidad al pensar en ella, hablarle y preparar tu habitación. Ella se sentirá segura y feliz gracias a ti.

Lily respiró hondo, sintiéndose un poco más tranquila. —Entonces, ¿está bien sentir ambas cosas?

Su mamá asintió. —Sí, está perfectamente bien. A veces podemos sentírnos felices, preocupados y emocionados al mismo tiempo. Eso solo significa que nos importa mucho lo que está pasando.

Juntas, siguieron mirando el cartel. Lily encontró la carita de "tranquila" y decidió que también quería sentir más de eso. —¿Cómo me siento tranquila? —preguntó.

Su mamá pensó por un momento y luego sonrió. —¿Qué te parece si respiramos profundamente juntas? A veces, respirar despacio puede ayudar cuando nuestras emociones se sienten grandes.

Respiraron profundamente juntas, soltando el aire despacio. Lily sintió que sus hombros se relajaban un poco y su mente se aclaraba. —Eso se siente mejor —dijo suavemente.

—Bien —respondió su mamá—. Siempre que sientas muchas emociones a la vez, puedes usar este cartel para ayudarte. Puedes señalar cada carita y decirme cómo te sientes, y lo resolveremos juntas.

Lily abrazó a su mamá, agradecida de tener una forma de entender sus sentimientos. —Gracias —susurró.

—De nada, Lily —respondió su mamá—. Ya eres una hermana mayor muy atenta, y estoy muy orgullosa de ti.

Esa noche, mientras Lily se preparaba para dormir, su papá sacó un pequeño cuaderno y se lo entregó. —Esto es para ti, Lily. Es un diario de sentimientos. Puedes usarlo cuando quieras escribir o dibujar lo que sientes. Así tendrás un lugar especial solo para tus emociones.

Lily miró las páginas en blanco, sintiendo emoción. —¿Puedo dibujar cómo me siento sobre mi hermana?

—Claro que sí —respondió su papá—. Este diario es solo para ti, para ayudarte a entender todos los sentimientos que tienes mientras te preparas para ser hermana mayor.

Lily abrió la primera página, tomándose un momento para pensar. Dibujó un gran corazón en el centro, con líneas a su alrededor para mostrar que "latía" como el corazón de su hermana. Dentro del corazón, agregó pequeños símbolos para sus diferentes sentimientos: una carita sonriente para la emoción, una estrella para la curiosidad y una pequeña nube para sus preocupaciones.

Cuando terminó, miró a su papá, sintiéndose orgullosa. —Así es como me siento sobre mi hermana —explicó—. Hay muchos sentimientos, pero todos están en el mismo corazón.

Su papá sonrió, admirando su dibujo. —Es hermoso, Lily. Muestra cuánto te importa.

Antes de dormir, Lily miró su cartel de emociones otra vez, señalando la carita de "tranquila". Respiró hondo, recordando que su familia siempre estaría allí para ayudarla con sus sentimientos.

Mientras su mamá la arropaba, Lily sostuvo su nuevo diario cerca, sabiendo que tenía un lugar para guardar sus pensamientos y emociones. Miró a Max y a Estrella, que parecían vigilarla con ojos amables, recordándole que nunca estaba sola.

Con una pequeña sonrisa, susurró: —Puedo ser una buena hermana mayor, incluso si siento muchas cosas. Y mientras se quedaba dormida, sintió una sensación de calma, sabiendo que en su corazón había espacio para todas las

emociones que venían con ser hermana mayor.

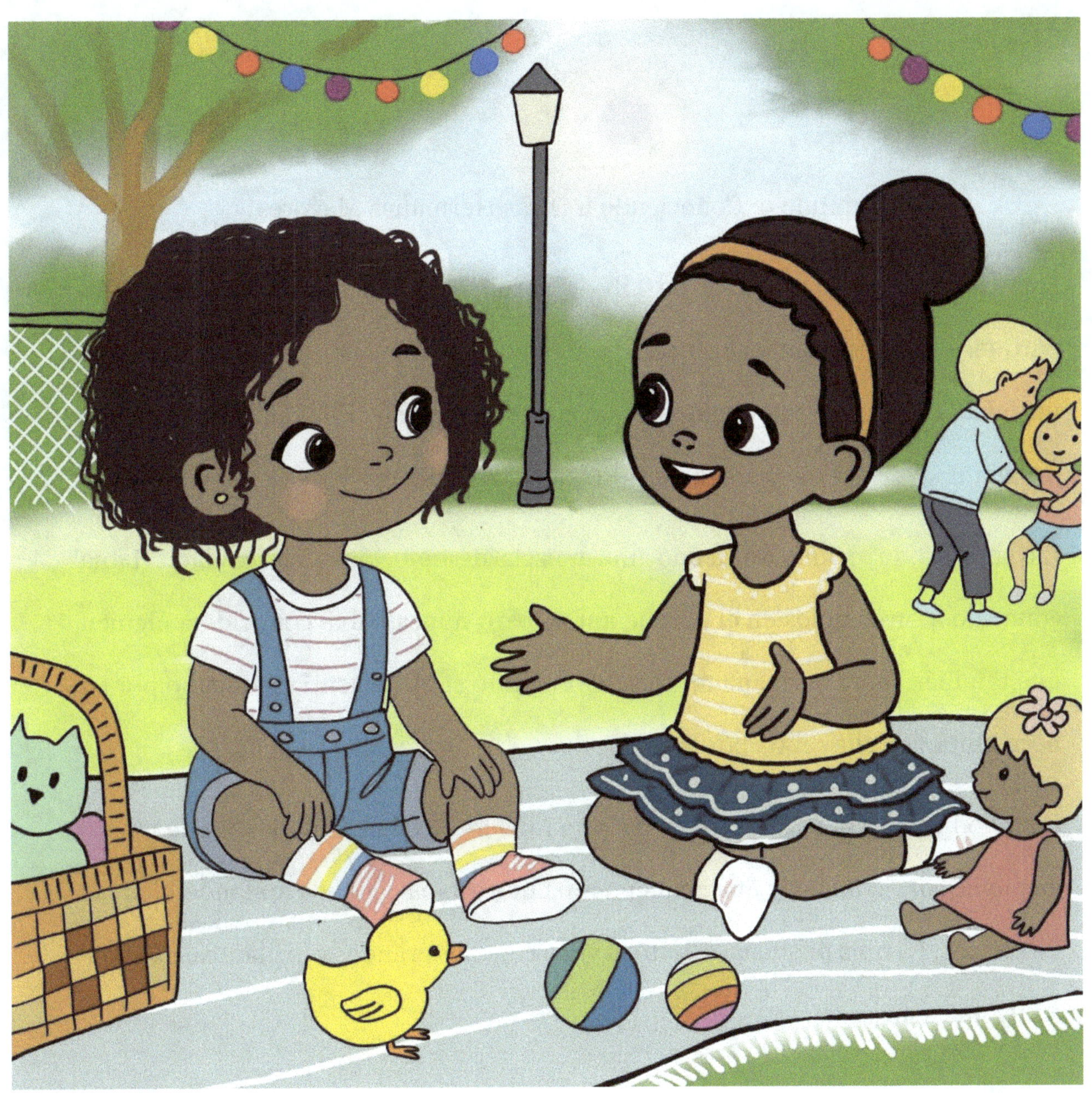

Capítulo 9: Conociendo a Otras Hermanas Mayores

Una tarde soleada, la mamá de Lily la sorprendió con una visita especial al parque. —Lily, hoy vamos a conocer a alguien muy especial —dijo su mamá con una cálida sonrisa—. Su nombre es Maya, y es amiga mía. Ella también tiene una hermanita, y pensé que sería divertido que la conocieras.

Lily miró a su mamá, sintiendo una mezcla de emoción y curiosidad. Había conocido a otros niños en el parque antes, pero nunca había conocido a alguien que también fuera hermana mayor. Se preguntó si Maya sentía lo mismo por su hermanita que ella sentía por la suya.

Cuando llegaron al parque, Lily vio a una niña de su edad sentada en una manta de picnic con su mamá y una pequeña niña que estaba ocupada apilando bloques de colores. La niña pequeña levantó la vista con ojos grandes y brillantes, dándole a Lily una sonrisa curiosa.

—Esa es Maya y su hermanita, Zoe —dijo su mamá suavemente—. Vamos a saludarlas.

Lily sostuvo a Max con fuerza mientras caminaban hacia ellas. Maya saludó con la mano, su rostro iluminándose a medida que se acercaban. —¡Hola, Lily! —la saludó alegremente—. Esta es Zoe. Ella es mi hermanita.

Lily miró a Zoe, que tenía mejillas regordetas y una gran sonrisa llena de dientes. Balbuceaba felizmente mientras jugaba con sus bloques, completamente absorta en apilarlos y derribarlos.

—Hola, Maya —dijo Lily en voz baja. Se arrodilló junto a los bloques, observando a Zoe con fascinación—. Es tan pequeña.

Maya rió. —¡Sí! Pero no siempre fue tan grande. Cuando nació, era aún más pequeña. Ahora tiene un año y medio, y le encanta jugar.

Lily observó mientras Maya tomaba un bloque amarillo brillante y se lo daba a Zoe, quien soltó un chillido de alegría. —¿Siempre le gusta jugar? —preguntó Lily, curiosa.

Maya negó con la cabeza, sonriendo. —No siempre. A veces le gusta escuchar música o mirar libros de imágenes. Pero me encanta jugar con ella porque se ríe mucho. Y cuando se ríe, me hace sentir feliz también.

Lily pensó en eso. —Entonces... ¿ser hermana mayor es divertido?

—Es divertido, y a veces es un poco difícil —admitió Maya—. A veces Zoe llora, y tengo que ser paciente. Pero cuando la hago sonreír, se siente como un gran abrazo en mi corazón.

Lily abrazó a Max, sintiendo su corazón calentarse al pensarlo. —Quiero hacer sonreír a mi hermana también —dijo en voz baja.

—Lo harás —respondió Maya—. Descubrirás todas las pequeñas cosas que le gustan. Puede que tome tiempo, pero es como tener una nueva amiga.

Las niñas pasaron la tarde jugando con Zoe, que estaba encantada con su atención. Lily intentó apilar los bloques con ella, riendo cuando Zoe los derribó con un aplauso entusiasta. Sintió una sensación de orgullo al saber que estaba haciendo feliz a Zoe, aunque no fuera su propia hermana.

Cuando el sol comenzó a bajar en el cielo, la mamá de Maya la llamó, y comenzaron a recoger sus cosas para irse. —Fue muy lindo conocerte, Lily —dijo Maya, dándole una sonrisa brillante—. Espero que podamos jugar juntas otra vez pronto.

Lily asintió, sintiéndose más ligera. —Yo también. Y gracias por enseñarme a jugar con Zoe.

Maya rió. —Vas a ser una gran hermana mayor, Lily. Solo recuerda divertirte y ser paciente. Las hermanitas pueden ser un poco graciosas, pero eso es lo que las hace tan especiales.

Lily saludó mientras se alejaban, sintiendo una nueva emoción dentro de ella. Conocer a Maya y Zoe le había hecho sentir que podía ser hermana mayor, aunque fuera algo nuevo y a veces difícil.

Mientras caminaban de regreso a casa, la mamá de Lily la miró con una sonrisa suave. —¿Te gustó conocer a Maya y Zoe?

Lily asintió, abrazando a Max con fuerza. —Maya dijo que ser hermana mayor es divertido, pero tienes que ser paciente. Dijo que se siente como un abrazo en tu corazón cuando tu hermanita sonríe.

El rostro de su mamá se suavizó. —Es una hermosa manera de decirlo. Creo que tu hermana sentirá tu amor cada vez que la hagas sonreír.

Esa noche, mientras Lily se preparaba para dormir, pensó en todo lo que había aprendido de Maya. Estaba emocionada por hacer reír a su hermana, compartir juguetes y mostrarle las cosas que amaba. Y sabía que cuando las cosas se pusieran un poco difíciles, podía recordar el consejo de Maya: ser paciente y divertirse.

Antes de quedarse dormida, Lily susurró a Max: —Estoy lista para ser hermana mayor. Estoy lista para hacerla sonreír, como lo hace Maya con Zoe.

Con ese pensamiento feliz, Lily se quedó dormida, su corazón lleno de amor y anticipación por la nueva aventura que la esperaba.

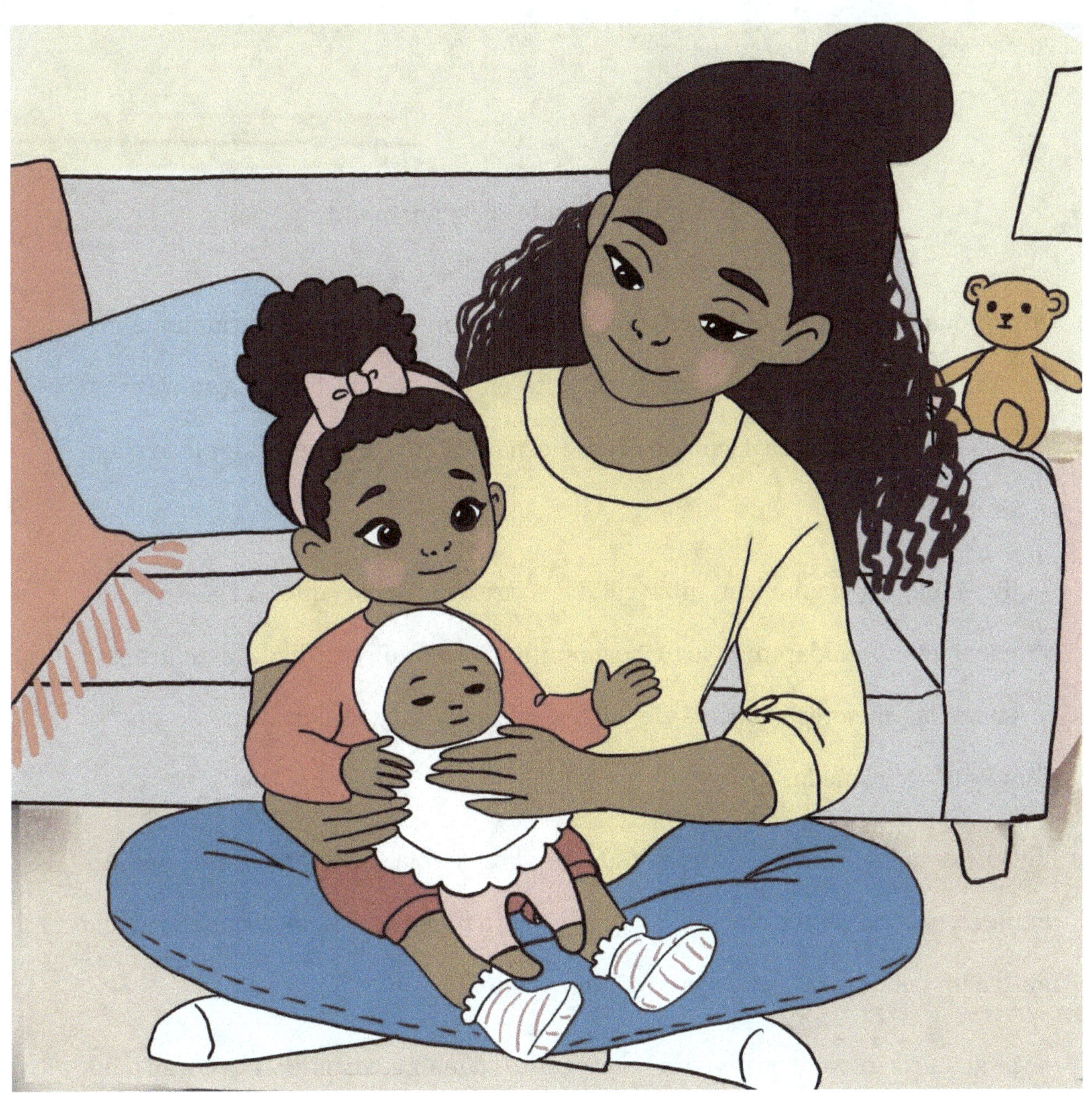

Capítulo 10: Practicando el Toque Suave

Una mañana, mientras Lily estaba en su habitación coloreando, su mamá entró con una muñeca pequeña y suave envuelta en una manta rosa. La muñeca se parecía casi a un bebé real, con una cara tierna y manos diminutas dobladas bajo la manta.

—Lily —dijo su mamá con una cálida sonrisa—, pensé que sería divertido practicar cómo cuidaremos a tu hermanita. Esta muñeca puede ayudarnos a aprender las mejores maneras de sostenerla, tocarla y asegurarnos de que se sienta segura y amada.

Lily miró la muñeca con curiosidad. Siempre había sido cuidadosa con sus juguetes, especialmente con Max y Estrella, pero practicar con algo que se parecía tanto a un bebé real se sentía nuevo e importante.

—¿Te gustaría intentar sostenerla? —preguntó su mamá, arrodillándose a su lado.

Lily respiró hondo, sintiendo una mezcla de emoción y un poco de nerviosismo.

—Sí, me gustaría —dijo suavemente.

Su mamá le mostró cómo sentarse cómodamente y le extendió la muñeca, apoyando la cabeza y la espalda con manos suaves. —Los bebés son muy pequeños y delicados —explicó su mamá—. Cuando los sostenemos, debemos asegurarnos de que su cabeza y cuello estén siempre apoyados.

Lily observó con atención mientras su mamá lo demostraba y luego extendió las manos lentamente para tomar la muñeca en sus propios brazos. Su mamá guió sus manos, ayudándola a encontrar la manera correcta de sostener la cabeza y la espalda de la muñeca.

—Así es —dijo su mamá, sonriendo con orgullo—. Lo estás haciendo muy bien.

Lily miró a la muñeca en sus brazos, sintiendo una sensación de calma y orgullo. El peso de la muñeca se sentía reconfortante, como si estuviera sosteniendo algo valioso. Se imaginó que pronto su verdadera hermanita estaría en sus brazos, confiando en ella para mantenerla a salvo.

Mientras sostenía la muñeca, su mamá extendió la mano y acarició suavemente la mejilla de la muñeca. —A los bebés les encantan los toques suaves —explicó—. Les gusta cuando les damos palmaditas en la espalda, tocamos sus mejillas o incluso les cantamos.

Lily pensó en eso, luego extendió la mano con cuidado para tocar la mejilla de la muñeca, sintiendo la suave tela bajo sus dedos. Le dio palmaditas en la espalda con cuidado, tal como su mamá le había mostrado.

—Muy bien, Lily —dijo su mamá con cariño—. Tu hermanita se sentirá segura y feliz cuando la toques suavemente así.

Pasaron el resto de la mañana practicando. Su mamá le mostró cómo envolver a la muñeca en una manta, metiéndola con suavidad para mantenerla "abrigada". Lily observó con atención, memorizando cada paso. Luego, cuando fue su turno, tomó la manta y envolvió la muñeca con cuidado, asegurándose de que estuviera cómoda pero no demasiado ajustada.

—¿Qué tal está? —preguntó, mirando a su mamá.

—Está perfecto —respondió su mamá, dándole una sonrisa orgullosa—. Vas a ser una hermana mayor maravillosa, Lily.

Mientras seguían practicando, Lily hizo preguntas sobre cómo sería su hermana.

—¿Le gustará cuando le cante? —preguntó, pensando en las suaves canciones que a veces tarareaba para Max y Estrella.

—Creo que le encantará —respondió su mamá—. Los bebés encuentran consuelo en las voces suaves y los sonidos familiares. Cuando le cantes, la ayudará a sentirse segura y tranquila.

Sintiéndose inspirada, Lily comenzó a tararear una canción de cuna mientras sostenía la muñeca, balanceándose suavemente de un lado a otro. Su mamá sonrió, mirándola con una expresión de amor y orgullo.

Cuando terminaron de practicar, Lily dejó la muñeca con cuidado sobre la manta y miró a su mamá. —Ahora me siento mejor —dijo suavemente—. Tenía un poco de miedo de no saber cómo sostenerla, pero ahora creo que puedo hacerlo.

Su mamá la abrazó. —Estás aprendiendo mucho, Lily, y lo estás haciendo de maravilla. Tu hermana se sentirá afortunada de tener una hermana mayor tan gentil y cariñosa como tú.

Esa tarde, Lily decidió practicar con Max y Estrella también. Los envolvió en una pequeña manta y los sostuvo en sus brazos, tarareando suavemente. Imaginó que eran su hermanita, pensando en lo especial que sería tenerla cerca.

Su papá notó lo que estaba haciendo y se acercó con una sonrisa. —Veo que alguien ha estado practicando para su papel de hermana mayor.

Lily asintió, sintiendo una sensación de orgullo. —Quiero que se sienta segura, como Max y Estrella se sienten conmigo.

Su papá le dio un cálido abrazo. —Y lo hará, Lily. Estás aprendiendo a cuidarla de las maneras más maravillosas.

Esa noche, mientras Lily se preparaba para dormir, sintió una nueva confianza. Sabía cómo sostener a su hermana, cómo tocarla con suavidad y cómo hacer que se sintiera cómoda y segura. Se sentía orgullosa al saber que podría ayudar a su mamá y papá a cuidarla de una manera especial.

Mientras se acostaba, con Max y Estrella envueltos en sus mantas a su lado, susurró: —Estoy lista para ti, hermanita. Seré la mejor hermana mayor que pueda ser.

Con una sonrisa tranquila, cerró los ojos, sintiéndose preparada y emocionada por la nueva aventura que la esperaba. Sabía que cuando su hermana llegara, tendría todo lo necesario para hacerla sentir amada.

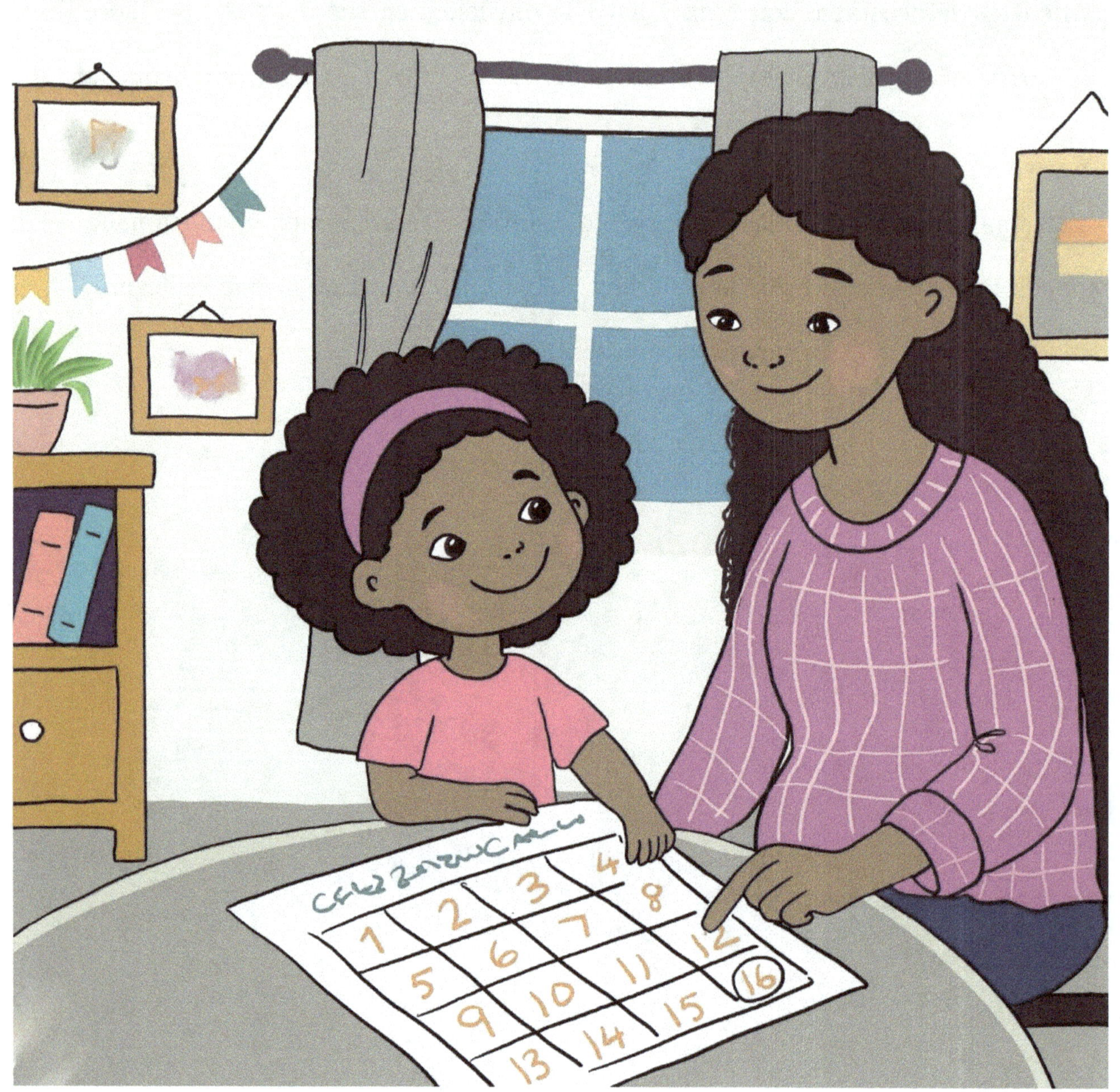

Capítulo 11: Una Cuenta Regresiva para la Llegada de la Hermana

Una mañana, mientras Lily estaba sentada en la mesa de la cocina con su desayuno y Max, su mamá se acercó con una hoja grande de papel colorido y un montón de marcadores y pegatinas.

—Lily —dijo su mamá con una sonrisa—, como tu hermanita llegará pronto, pensé que podríamos hacer un calendario de cuenta regresiva juntas. De esta manera, podrás llevar la cuenta de los días hasta que llegue y nos ayudará a todos a prepararnos.

Los ojos de Lily se iluminaron de emoción. Le encantaba la idea de contar los días, cada uno acercándola un poco más a conocer a su hermana. —¿Cómo lo haremos? —preguntó, su voz llena de curiosidad.

Su mamá extendió el papel sobre la mesa, mostrándole un calendario simple con números que marcaban cada día. —Decoraremos cada cuadrado y, cada día, añadiremos una pegatina o marca especial. Así podrás ver cuántos días faltan.

Lily aplaudió emocionada, sintiendo su corazón latir un poco más rápido. —¿Puedo elegir las pegatinas?

—Claro —respondió su mamá, entregándole una hoja de pegatinas con forma de estrellas, corazones y flores.

Pasaron la mañana decorando el calendario juntas. Lily eligió cuidadosamente una pegatina diferente para cada día, colocándola en los cuadrados con manos cuidadosas. Añadió estrellas los lunes, corazones los miércoles y flores los viernes, haciendo que el calendario se viera brillante y alegre.

Cuando terminaron, su mamá le entregó una gran estrella dorada. —Esta es para el día en que llegue tu hermana —dijo, sonriendo—. La pondremos al final de la cuenta regresiva, para que sepas que es su día especial.

Lily colocó la estrella dorada en el último cuadrado con cuidado, sintiendo una oleada de emoción. El calendario se veía hermoso, cada día lleno de color y anticipación. No podía esperar para comenzar la cuenta regresiva.

Desde ese día, cada mañana, Lily se despertaba y corría al calendario, lista para añadir su pegatina. Le encantaba ver pasar los días, cada uno acercándola más al día en que finalmente conocería a su hermana. Hacía que la espera fuera más llevadera, como un pequeño viaje que estaban haciendo juntas.

Una mañana, mientras Lily añadía su pegatina del día, notó que solo quedaban unos pocos días hasta la estrella dorada. Sintió un cosquilleo de emoción y un poco de nerviosismo.

—Mamá —preguntó, mirando hacia arriba—, ¿cómo será cuando ella llegue? ¿Cambiará todo?

Su mamá se arrodilló a su lado, colocando una mano suave en su hombro. —Algunas cosas cambiarán, Lily —dijo—, pero muchas cosas seguirán igual. Todavía tendrás tu tiempo especial con nosotros y tus rutinas favoritas seguirán ahí. Tener un bebé en casa significa nuevas cosas que aprender y amar, pero también significa que tendremos más momentos felices juntos.

Lily pensó en eso, sintiéndose más tranquila. Le gustaba la idea de que sus rutinas seguirían ahí, como anclas en medio de todas las cosas nuevas. Y se sintió orgullosa al saber que sería parte de los primeros recuerdos de su hermana, ayudándola a sentirse amada y segura.

A medida que pasaban los días, Lily se emocionaba más. Comenzó a añadir pequeños dibujos a su calendario cada mañana: un pequeño corazón, una estrella o incluso una carita sonriente. Su calendario se había convertido en una cuenta regresiva hacia la alegría, una forma de marcar cada momento de anticipación.

Una noche, mientras añadían otra pegatina juntas, su papá la miró con una sonrisa. —Lily, estás haciendo un trabajo maravilloso preparándote para tu hermana. Se sentirá muy amada cuando llegue.

Lily sonrió, sintiéndose orgullosa. —No puedo esperar para mostrarle todo. Le voy a hablar de las estrellas, de Max y tal vez incluso dejarle mi manta.

Sus padres intercambiaron una sonrisa, visiblemente conmovidos por su entusiasmo. Su mamá colocó una mano suave sobre su barriga, y Lily se inclinó, imaginando a su hermana allí, escuchando todas las cosas que estaban planeando para ella.

En la última noche antes de la estrella dorada, Lily sintió un cosquilleo de emoción en el pecho mientras su mamá la arropaba en la cama. Al día siguiente, su hermana finalmente llegaría, y su familia se sentiría un poco más grande y un poco más brillante.

Mientras se acostaba con Max y Estrella a su lado, Lily cerró los ojos, sintiendo una sensación de calma. Susurró en la oscuridad: —Mañana estarás aquí, hermanita. Estoy lista para ti.

Con una sonrisa tranquila, Lily se quedó dormida, su corazón lleno de amor y emoción, sabiendo que la llegada de su hermana estaba a la vuelta de la esquina.

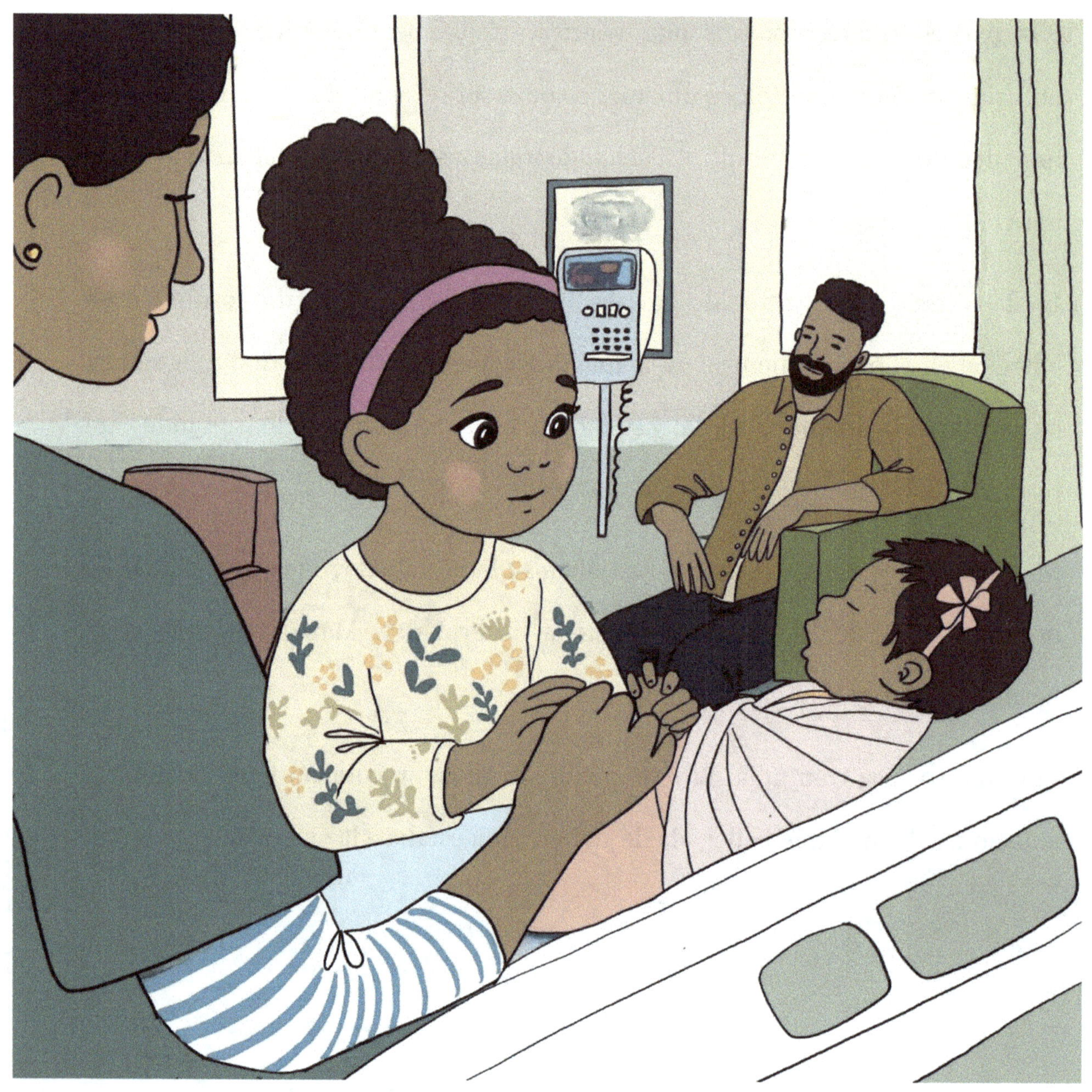

Capítulo 12: El Día Finalmente Llega

Lily se despertó con la suave luz de la mañana filtrándose por su ventana. Se frotó los ojos, sintiendo una emoción y anticipación al recordar qué día era. Hoy era el día de la estrella dorada en su calendario de cuenta regresiva, el día en que su hermanita llegaría.

Su mamá le había dicho que tal vez irían al hospital hoy, así que Lily se vistió rápidamente, eligiendo su suéter azul favorito y abrazando a Max con fuerza. Respiró hondo, sintiendo una mezcla de emoción y mariposas en el estómago.

Mientras iba a la cocina, encontró a su papá preparando el desayuno y sonriendo al verla. —Buenos días, Lily —la saludó con calidez—. ¿Estás lista para hoy?

Lily asintió, su corazón latiendo rápidamente. —¿Es hoy el día?

Su papá asintió, colocándole un plato de tostadas frente a ella. —Sí, lo es. Mamá ya está en el hospital, y pronto iremos a conocer a tu hermanita.

Lily sintió una emoción intensa. Desayunó rápidamente, mirando de reojo el calendario en la pared. La estrella dorada brillaba, marcando este día especial que había estado esperando. No podía creer que finalmente había llegado.

Después del desayuno, su papá la ayudó a empacar una pequeña bolsa con cosas para llevar al hospital. Se aseguró de llevar a Max, su medallón e incluso su manta lavanda para sentirse cómoda. Se sentía lista para la gran aventura que la esperaba.

Cuando llegaron al hospital, todo se sentía nuevo y grande. Los pasillos estaban llenos de sonidos suaves y luces tenues. Su papá la sostuvo de la mano mientras caminaban hacia la habitación de su mamá, y Lily sentía cómo la emoción crecía con cada paso.

Finalmente, llegaron a la habitación, y allí estaba su mamá, acostada en la cama con una sonrisa suave en el rostro. A su lado, envuelta en una manta acogedora, había un bebé pequeño y dormido, con mejillas suaves y dedos delicados.

—Lily —susurró su mamá, con los ojos llenos de calidez—. Ven a conocer a tu hermanita.

Lily dio un paso adelante, su corazón latiendo con asombro mientras miraba a su hermana por primera vez. Su hermanita se veía tan pequeña y tranquila, y sus pequeñas manos se curvaban suavemente alrededor de la manta.

—Es tan pequeñita —susurró Lily, sintiendo una sensación de maravilla.

Su papá rió suavemente. —Sí, lo es. Los bebés empiezan muy pequeños, pero crecen rápido. Y ahora, ella está aquí con nosotros, parte de nuestra familia.

Lily extendió la mano con cuidado, recordando todo lo que había practicado. Tocó suavemente la mano de su hermana, sintiendo el calor de su piel suave. Los dedos de su hermana se curvaron alrededor del dedo de Lily, agarrándolo con sorprendente fuerza.

Su corazón se llenó de amor. —Hola, hermanita —susurró, sonriendo—. Soy Lily, y este es Max. Te hemos estado esperando.

Los ojos de su hermana se abrieron por un momento, y Lily vio un destello de su pequeña mirada soñolienta. Sintió una oleada de amor y emoción, sabiendo que compartiría su mundo con esta pequeña persona que había estado esperando tanto tiempo para conocer.

Mientras estaban juntas, su mamá extendió la mano y colocó suavemente su mano sobre la de Lily. —Ya eres una hermana mayor maravillosa, Lily —dijo suavemente—. Tu hermana se sentirá muy amada gracias a ti.

Lily se sintió orgullosa, sabiendo que era parte de algo hermoso. Sostuvo a Max cerca de su corazón, dejando que su hermanita viera a su amigo favorito. —Este es Max —explicó suavemente—. Un día, te mostraré todas mis cosas favoritas.

Pasaron la tarde juntas, turnándose para sostener al bebé y hablarle suavemente. La presencia de su hermana llenó la habitación de una calma pacífica, y Lily sintió una conexión profunda que nunca había sentido antes. Era como si su corazón hubiera hecho espacio solo para su hermana, llenándola de calidez y amor.

Más tarde, mientras se preparaban para irse, su mamá colocó a su hermanita en un pequeño y suave portabebés y se lo entregó al papá de Lily. Lily sostuvo la mano de su mamá mientras salían, sintiendo una sensación de orgullo. Estaban volviendo a casa como familia, y ahora todo se sentía completo.

Cuando llegaron a casa, Lily los llevó a su habitación, donde el rincón acogedor de su hermana estaba listo y esperando. Colocó a Max al lado de la pequeña cesta y dio palmaditas en la almohada, mostrando a su hermana el espacio que habían preparado solo para ella.

Su mamá colocó a su hermana en la cesta, y Lily la observó mientras se acurrucaba, viéndose tranquila y feliz. Lily sonrió, sintiendo una calma y alegría que no había sentido antes. Su hermana estaba allí, justo a su lado, llenando su habitación de amor.

Esa noche, mientras Lily se acostaba, susurró a Max: —Lo logramos. Ella está aquí.

Con un suspiro de satisfacción, cerró los ojos, sabiendo que su viaje para convertirse en hermana mayor apenas comenzaba. Y con su familia a su alrededor, se sintió lista para todas las aventuras que la esperaban.

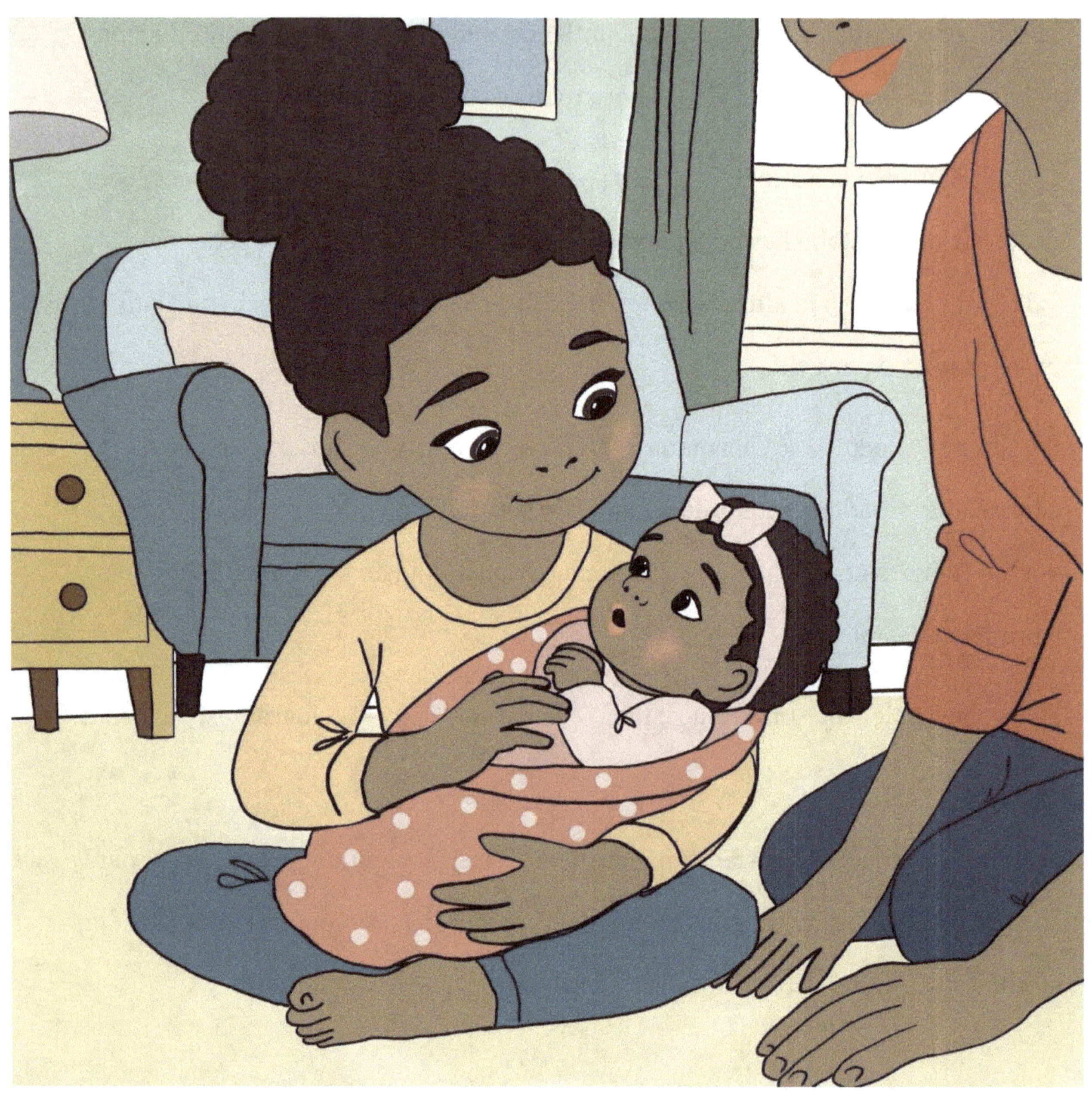

Capítulo 13: Nuestro Primer Encuentro

La luz de la mañana se asomaba por la ventana de Lily, llenando su habitación con un cálido resplandor dorado. Abrió los ojos, recordando con una oleada de emoción que su hermanita ya estaba allí, dormida en el rincón acogedor que habían preparado.

Lily se levantó de la cama, envolviéndose en su manta lavanda y abrazando a Max con fuerza. Caminó de puntillas hasta la cesta de su hermana, donde el bebé estaba acurrucado, con sus pequeñas manos descansando pacíficamente sobre la suave almohada.

Su mamá entró con una sonrisa suave. —Buenos días, Lily —susurró—. ¿Dormiste bien?

Lily asintió, sin apartar los ojos de su hermana. —Sí. No podía esperar para volver a verla.

Su mamá se sentó a su lado, colocando una mano sobre el hombro de Lily. —¿Te gustaría sostenerla? —preguntó.

El corazón de Lily dio un salto de alegría. Había practicado tanto, y ahora era el momento de poner en práctica todo lo que había aprendido. —Sí, por favor —susurró, sintiendo un cosquilleo de anticipación en las manos.

Su mamá levantó cuidadosamente al bebé y lo colocó suavemente en los brazos de Lily. Lily acunó a su hermana tal como había practicado con la muñeca, apoyando su cabeza y sosteniéndola cerca. El calor del bebé llenaba sus brazos, y su corazón se hinchó de amor.

—Hola, hermanita —susurró Lily suavemente—. Soy yo, Lily.

Su hermana se movió, sus pequeños ojos se abrieron por un momento antes de cerrarse de nuevo. Lily sonrió, sintiendo una conexión profunda y tranquila que no podía describir con palabras. Estaba sosteniendo a su hermana, y en ese momento silencioso, parecía que todo el mundo estaba envuelto en un resplandor cálido y amoroso.

Su papá entró, sonriendo al verlas juntas. —Miren a nuestra hermana mayor —dijo con orgullo—. Estás cuidando muy bien de ella, Lily.

Lily sintió una oleada de orgullo. Ahora era hermana mayor, con la responsabilidad de amar, proteger y compartir su mundo con su hermanita.

—¿Te gustaría mostrarle algunas de tus cosas favoritas? —preguntó su mamá suavemente.

Lily asintió con entusiasmo. Miró a su alrededor, decidiendo qué compartir primero. Comenzó con Max, acercándolo a su hermana para que pudiera verlo. —Este es Max —explicó—. Es mi mejor amigo, y también será tu amigo.

Los pequeños dedos de su hermana se movieron, como si intentaran alcanzarlo, y Lily sintió un brillo de felicidad, imaginando todos los momentos que compartirían con Max.

Luego, le mostró a su hermana su medallón, abriéndolo para revelar la foto de ella misma con Max. —Este medallón es para las dos —susurró—. Un día, pondré una foto de nosotras juntas aquí, para que siempre estemos cerca.

Su mamá las miraba con una sonrisa tierna, sus ojos llenos de orgullo. —Estás compartiendo tanto amor, Lily. Tu hermana es muy afortunada de tenerte.

El día pasó en un suave torbellino de momentos tranquilos y sonrisas compartidas. A Lily le encantaba pasar tiempo con su hermana, tarareando suavemente canciones de cuna, dándole palmaditas en la espalda y acariciando su mejilla, tal como su mamá le había enseñado.

Esa noche, mientras el sol se ponía y un silencio pacífico llenaba la casa, Lily se acostó en su cama con Max, mirando a su hermana dormir. Pensó en todas las cosas que harían juntas, las historias que compartirían y los recuerdos que crearían.

Antes de cerrar los ojos, Lily se inclinó sobre la cesta de su hermana y susurró: —Te quiero, hermanita. Siempre estaré aquí para ti.

Y con eso, se quedó dormida, sabiendo que su viaje como hermana mayor apenas había comenzado y que ya estaba lleno de más amor y alegría de lo que jamás había imaginado.

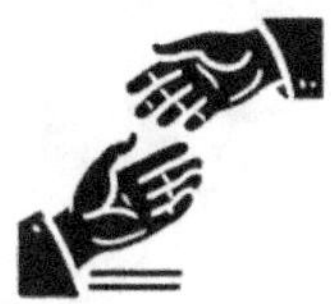

Haz la Diferencia con Tu Reseña

Desbloquea el Poder de la Generosidad

"El mejor modo de encontrarte a ti mismo es perdiéndote en el servicio a los demás." – Mahatma Gandhi

Las personas que dan sin esperar nada a cambio viven vidas más felices. ¡Hagamos una diferencia juntos!

¿Ayudarías a alguien como tú, curioso por descubrir historias sobre [el tema del libro] pero que no sabe por dónde empezar?

Mi misión es hacer que [el tema del libro] sea [fácil y divertido] para todos.

Pero para llegar a más personas, necesito tu ayuda.

La mayoría de las personas eligen libros basándose en las reseñas. Por eso, te pido que ayudes a otros padres y jóvenes lectores dejando una reseña de *Hermana Mayor, Pequeño Milagro: Un Viaje Amigable con el Autismo para Dar la Bienvenida a la Nueva Hermana.*

No cuesta nada y toma menos de un minuto, pero podría cambiar el camino de alguien con [el tema del libro]. Tu reseña podría ayudar a...

...una familia más a descubrir una historia conmovedora.

...un educador más a encontrar un libro útil para su aula.

...un niño más a sentir empatía y preparación para un cambio.

...una madre o un padre más a sentirse apoyado.

...un sueño más a hacerse realidad.

Para hacer la diferencia, simplemente escanea el código QR a continuación o
visita:

Si te gusta ayudar a los demás y compartir la magia de los libros, eres de los míos.
¡Gracias de corazón!

Tiina Hoddy